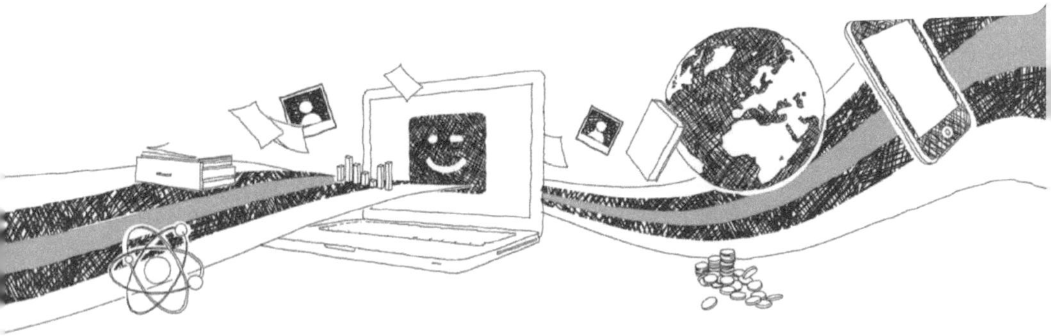

Bibliografische Information der Deutschen Nationalbibliothek:

Die Deutsche Bibliothek verzeichnet diese Publikation in der Deutschen Nationalbibliografie; detaillierte bibliografische Daten sind im Internet über http://dnb.d-nb.de/ abrufbar.

Impressum:

Druck und Bindung: Books on Demand GmbH, Norderstedt Germany
ISBN: 9783668508552

Dieses Buch bei GRIN:

http://www.grin.com/de/e-book/373448/massnahmen-der-mitarbeiterbindung-als-antwort-auf-den-fachkraeftemangel

Katrin Schulze

Maßnahmen der Mitarbeiterbindung als Antwort auf den Fachkräftemangel in der Pflege

Ein Konzept für den ambulanten Pflegedienst Potsdam

GRIN Verlag

Fachbereich Gesundheit & Soziales
Gesundheit und Management für Gesundheitsberufe (B. Sc.)
Studienort: Hamburg

„Maßnahmen der Mitarbeiterbindung im Hinblick auf den Fachkräftemangel in der Pflege – ein Konzept für den ambulanten Pflegedienst Potsdam"

Bachelorarbeit
zur Erlangung des akademischen Grades
Bachelor of Science

Katrin Schulze

Inhaltsverzeichnis

Zusammenfassung

Für Unternehmen im Bereich der Pflege wird es zunehmend schwieriger, vakante Stellen adäquat durch Altenpflegekräfte zu besetzen. Dies begründet sich zum einen dadurch, dass deutschlandweit bereits ein Mangel an Altenpflege(fach)kräften vorliegt (Bundesagentur für Arbeit Statistik/Arbeitsmarktberichterstattung, 2016). Zum anderen steigt der Personalbedarf, durch die mit dem demografischen Wandel einhergehende Zunahme der pflegebedürftigen Menschen, stetig (Bundesgesundheitsministerium, 2016). Auch der ambulante Pflegedienst (aPD)[1] eines gemeinnützlichen Trägers in Potsdam hat Schwierigkeiten, geeignetes Personal zu rekrutieren. Vor diesem Hintergrund wird auch die Bindung bestehender Mitarbeiter (MA)[2] immer wichtiger. Als Lösung für diese Problemstellung wird im Rahmen dieser Arbeit ein individuelles, unverbindliches Konzept zur Mitarbeiterbindung für den genannten Pflegedienst entwickelt. Dieses baut auf den Ergebnissen einer vorab durchgeführten Befragung der MA zu deren Zufriedenheit auf. Hierbei dienen insbesondere die ermittelten Schwachstellen als Grundlage, um geeignete Maßnahmen abzuleiten. Die MA werden dabei frühzeitig über die weitere Verwendung der Ergebnisse der Mitarbeiterbefragung informiert und können sich u.a. bei der Auswahl (Priorisierung) der Handlungsbedarfe sowie der Entwicklung geeigneter Maßnahmen einbringen. So entsteht schließlich ein Konzept, welches Themen wie die Schaffung eines geeigneten Pausen-/Ruheraums, die Möglichkeiten Ruhepausen wahrzunehmen und die Regelung von Vertretungssituationen behandelt. Das Konzept soll als Basis für einen langfristig angelegten Prozess der Mitarbeiterbindung verstanden werden.

Schlagworte:

Mitarbeiterbindung (Commitment, Employee Retention, Retentionsmanagement)

Mitarbeiterzufriedenheit (job satisfaction)

Fachkräftemangel (skills shortages)

Ambulante Pflege (Outpatient care)

---

[1] Da die Pflegeeinrichtung sowie deren Träger anonym bleiben möchten, werden diese im Rahmen der Bachelorarbeit „aPD Potsdam“ bzw. „die Pflegeengel“ genannt.

[2] Aus Gründen der leichteren Lesbarkeit wird in der vorliegenden Bachelorarbeit die gewohnte männliche Sprachform bei personenbezogenen Substantiven und Pronomen verwendet. Dies impliziert jedoch keine Benachteiligung des weiblichen Geschlechts, sondern soll im Sinne der sprachlichen Vereinfachung als geschlechtsneutral zu verstehen sein.

Abkürzungsverzeichnis

AM	Arbeitsmotivation
aPD	ambulanter Pflegedienst
AZ	Arbeitszufriedeneit
DGFP	Deutsche Gesellschaft für Personalführung
FBL	Fachbereichsleitung
KW	Kalenderwoche
MA	Mitarbeiter
PDL	Pflegedienstleitung
PK	Pflegekraft

Abbildungsverzeichnis

Tabellenverzeichnis

1 Hinführung zum Thema

Maßnahmen zur Bindung von MA werden besonders für Unternehmen in der ambulanten Pflege immer wichtiger, denn diese sind schon heute deutschlandweit vom Fachkräftemangel betroffen. Die „Engpassanalyse" der Bundesagentur für Arbeit bietet Anhaltspunkte, um das Ausmaß des Fachkräftemangels abschätzen zu können. Sie kommt diesbezüglich zu dem Ergebnis, dass auf 100 offene Stellen im Bereich der Altenpflege lediglich 36 Arbeitsuchende kommen. Die Vakanzzeit einer Arbeitsstelle liegt mit 162 Tagen um 71 % über dem Durchschnitt aller Berufsgruppen (Bundesagentur für Arbeit Statistik/Arbeitsmarktberichterstattung, 2016). Begründend für den Mangel an Arbeitskräften im Bereich der Altenpflege kann vor allem der demografische Wandel angeführt werden. Dieser ist geprägt durch eine zunehmende Alterung der Gesellschaft, die v.a. aus der steigenden Lebenserwartung und einem langfristig konstanten Geburtendefizit (Differenz zwischen den Zahlen der Geborenen und der Gestorbenen) resultiert. Dieses führt seit Anfang der 1970er Jahre zu einem Rückgang der Bevölkerung. Der Anteil der über 65-Jährigen an der Bevölkerung wird laut Prognose der 13. koordinierten Bevölkerungsberechnung im Zeitraum von 2013 bis 2060 von 21 % auf ca. 32 – 33 % zunehmen. Besonders stark wird dabei die Zahl der Hochbetagten über 80-jährigen Menschen wachsen. Diese soll von 4,4 Millionen im Jahr 2013 auf schätzungsweise 9 Millionen im Jahr 2060 ansteigen, was einem Zuwachs von über 50 % entspricht. Damit wäre jeder achte Einwohner über 80 Jahre alt. Gleichzeitig wird die Zahl der Personen im erwerbstätigen Alter (20- 64 Jahre) abnehmen. Hier ist im Zeitraum von 2013 bis 2060, abhängig vom Ausmaß der Zu- bzw. Abwanderung von/nach Deutschland, mit einem Rückgang zwischen 23 und 30 % zu rechnen (Statistisches Bundesamt, 2015). In der Folge dieser Entwicklung ist davon auszugehen, dass die Zahl der Pflegebedürftigen zunehmen und der Anteil derjenigen, die die Pflege übernehmen können, sinken wird. Zu der Entwicklung der Pflegefallwahrscheinlichkeit gibt es dabei verschiedene Vorausschätzungen. Geht man davon aus, dass die bisherigen Pflegequoten konstant bleiben und sich die Bevölkerung entsprechend der 13. koordinierten Bevölkerungsvorausberechnung entwickelt, könnte die Zahl der Pflegebedürftigen bis zum Jahr 2060 auf bis zu 4,7 Millionen steigen. Dies entspräche einer Zunahme von über 55 % im Vergleich zum Jahr 2013 mit 2,6 Millionen pflegebedürftigen Menschen. Der demografische Wandel stellt die Pflege somit vor eine besonders große Herausforderung, um den zukünftigen Bedarf an Arbeitskräften zu decken (Bundesgesundheitsministerium, 2016). Der Arbeitsmarkt in der Pflege entwickelt sich zunehmend zu einem Arbeitnehmermarkt, was bedeutet, dass potentielle MA aus zahlreichen möglichen Arbeitgebern den für sie attraktivsten auswählen können. Im Hinblick auf diese Personalsituation ist es für Unternehmen im Bereich der Pflege besonders wichtig, geeignete Maßnahmen zu entwickeln, um vorhandenes Personal an den eigenen Betrieb zu binden und so handlungs- und wettbewerbsfähig bleiben zu können (Loffing & Loffing, 2010). Im Rahmen dieser Bachelorarbeit wird, als Antwort auf die geschilderte Problemstellung, ein Konzept zur Mitarbeiterbindung für den aPD Potsdam entwickelt. Zu diesem Zweck wurde im Vorfeld, im Rahmen einer Hausarbeit (Schulze, 2017), eine schriftliche Befragung der MA zu deren Zufriedenheit durchgeführt. Die in dieser Befragung ermittelten Stärken und Schwächen in Bezug auf die Mitarbeiterorientierung sollen als Grundlage dienen, um aus der Vielzahl an vorhandenen Instrumenten zur Mitarbeiterbindung individuell angepasste Maßnahmen ableiten zu können. Übergeordnetes Ziel ist es, eine Basis für eine langfristige Steigerung der Mitarbeiterzufriedenheit zu schaffen, um damit die Bindung der MA an das Unternehmen zu erhöhen.

2 Fachlicher Hintergrund zum Thema Mitarbeiterbindung

Um ein besseres Verständnis für die Thematik zu schaffen, werden nachfolgend die wichtigsten Begriffe sowie die fachlichen Hintergründe im Zusammenhang mit dem Thema „Mitarbeiterbindung" behandelt.

2.1 Mitarbeiterbindung

Unter einer Bindung wird grundsätzlich eine enge Beziehung zwischen zwei oder mehreren Bindungspartnern bezeichnet. Im besten Fall ist diese „gute" Beziehung belastbar gegen negative Einflüsse von außen. Im Fall der Mitarbeiterbindung stellen einerseits die MA und andererseits die Organisation als Ganzes diese Bindungspartner dar. Bindung ist demnach als wechselseitiger Prozess zu verstehen, der nur gelingen kann, wenn beide Seiten dies befürworten. Eine einheitliche Definition des Begriffs „Mitarbeiterbindung" hat sich bisher allerdings nicht durchgesetzt. Wolf definiert Mitarbeiterbindung wie folgt: „Mitarbeiterbindung bezeichnet den Grad des Zusammenhalts zwischen dem Mitarbeiter auf der einen Seite und der Organisation als Ganzes auf der anderen Seite" (Wolf, 2016). Ebenso gibt es für den Begriff Mitarbeiterbindung synonyme Bezeichnungen, die je nach Ausrichtung der Sichtweise gewählt werden können. So wird die Bindung von Seiten der MA in der wissenschaftlichen Literatur auch häufig als organisationales Commitment bezeichnet (s. Punkt 2.2) (Felfe, 2008). Aktivitäten zur Mitarbeiterbindung von Seiten des Unternehmens werden hingegen meist unter dem Begriff Retentionsmanagement abgefasst (s. Punkt 2.5) (DGFP, 2014).

2.2 Commitment

Commitment ist ein komplexes Modell, welches mehrere Komponenten beinhaltet, die erfassen, in welcher Form sich MA mit ihrem Unternehmen verbunden fühlen. Weit verbreitet ist die Unterteilung in rationales, normatives und affektives Commitment von Meyer & Allen (1997) (Felfe, 2008). Wolf ergänzt diese Einteilung noch um einen vierten

Faktor, das behaviorale Commitment, welches in der Einteilung nach Meyer & Allen unter dem rationalen Commitment subsummiert wird. Im Folgenden werden die vier Komponenten nach Wolf kurz erläutert:

- Rationales Commitment: Die rationale Bindungsebene basiert hier auf einer kalkulatorischen Kosten-Nutzen-Abwägung. Der MA entscheidet sich also rational nach dem Prinzip der Nutzenmaximierung für oder gegen einen Verbleib im Unternehmen. Rationale Bindung kann entweder durch eine Verbesserung auf der Nutzenseite z.B. durch Zusatzleistungen, Gehaltserhöhung, Karrieresprung oder durch eine Steigerung der Kostenseite z.B. durch Kündigungsfristen, Rückzahlungsverpflichtungen bei Fortbildungen (Wechselbarrieren) erzielt werden. Allerdings kann bei MA, die ausschließlich rational gebunden sind, eine erhöhte Gefahr bestehen, dass diese zwar anwesend sind, sich aber nur mäßig engagieren.
- Behaviorales Commitment: Bei der behavioralen Bindungsebene steht die Fortführung gewohnten Verhaltens im Vordergrund. Dabei werden ursprünglich freiwillige, aus eigenem Antrieb entstandene, Handlungsweisen beibehalten, auch wenn rationale Gründe dagegensprechen (Wolf, 2016). Dies kann durch die Theorie der kognitiven Dissonanz erklärt werden. Dissonanz entsteht, wenn Personen ihr Verhalten als widersprüchlich und inkonsistent wahrnehmen. Nach dieser Theorie versuchen Menschen, nachdem sie sich für ein bestimmtes Verhalten (oder einen Arbeitsplatz) entschieden haben, bevorzugt solche Aspekte wahrzunehmen, die dieses Verhalten rechtfertigen (Felfe, 2008).
- Normatives Commitment: Die normative Bindungsebene basiert auf moralischen und ethischen Wertevorstellungen. Der MA empfindet hierbei eine gewisse Verpflichtung bzw. Verantwortlichkeit gegenüber der Organisation bzw. den Kollegen oder Vorgesetzten, die ihn dazu bewegt, dem Unternehmen treu zu bleiben. Dies kann auch durch das Gefühl ausgelöst werden, eine Gegenleistung (z.B. Unternehmenstreue) für eine zuvor erhaltene Leistung erbringen zu müssen.
- Affektives Commitment: Kennzeichnend für die affektive (emotionale) Bindungsebene ist das Gefühl des MA der starken Übereinstimmung bzw. Identifikation mit dem Unternehmen in Bezug auf „gemeinsame" Werte und Ziele. Häufig ist die emotionale Mitarbeiterbindung mit einer ausgeprägten Einsatzbereitschaft für den „Partner" sowie dem Wunsch weiterhin in der Organisation zu verbleiben verbunden. Bei dieser Form von Commitment ist die Fluktuationsneigung am geringsten ausgeprägt (Wolf, 2016).

Darüber hinaus kann Commitment auch nach der Ausrichtung (Voci) der Verbundenheit unterteilt werden. So kann die Bindung eher auf das Unternehmen, die Tätigkeit, die Vorgesetzten oder das Team bzw. die Kollegen etc. ausgerichtet sein. Beim unternehmensbezogenen bzw. organisationalen Commitment identifizieren sich die MA beispielsweise besonders stark mit „ihrem" Unternehmen. Dies kann sich u.U. dadurch ausdrücken, dass Beschäftigte sich mit dem Firmennamen, z.B. als „Opelaner" (Adam Opel AG) bezeichnen oder mit großem Stolz auch in ihrer Freizeit die Unternehmensfarben tragen. Beim aufgabenbezogenen Commitment ist die Identifikation besonders auf die ausgeübte Tätigkeit bzw. den Beruf ausgerichtet. Der Beruf wird gleichzeitig als Berufung empfunden. Verändert sich aber die ursprüngliche Arbeitsaufgabe, z.B. indem in der Krankenpflege zunehmend mehr Dokumentationsarbeit gefordert wird, kann dadurch die Bindung abnehmen. Im Falle einer starken Bindung zu dem Vorgesetzten empfinden die MA einen besonders großen Bezug zu dieser Person und möchten ungern mit einer anderen Führungskraft zusammenarbeiten. Ebenso kann ein starkes Commitment gegenüber den Kollegen bestehen, so dass die MA ungerne das bestehende Team verlassen möchten. Die Stärke der Ausprägungen der einzelnen Bindungsrichtungen ist jeweils von den Persönlichkeitsmerkmalen des betreffenden MA abhängig. Präsent sind jedoch in der Regel alle vier Bindungsfoki (Wolf, 2016).

2.3 Chancen und Risiken der Mitarbeiterbindung für Unternehmen

Die Bindung von MA kann für Unternehmen einen wesentlichen Erfolgsfaktor darstellen, denn die damit verbundenen Chancen und Vorteile sind vielfältig. Ein wesentlicher Vorteil besteht in der Senkung der Fluktuationsquote, denn allen Formen von Commitment (kalkulatorisch, behovioral, normativ oder affektiv) ist gemein, dass die Absicht das Unternehmen zu verlassen parallel mit der Stärke deren Ausprägung sinkt. Eine niedrige Fluktuation verhindert wiederrum Kosten, die v.a. durch den Know-how-Verlust sowie die Rekrutierung und Einarbeitung neuer MA entstehen würden. Weiterhin kann sich Commitment positiv auf Fehlzeiten (Absentismus) auswirken. So konnte empirisch nachgewiesen werden, dass affektives und normatives Commitment mit Fehlzeiten leicht negativ korrelieren (mit weniger Fehlzeiten einhergehen), wohingegen die Korrelation zu kalkulatorischem Commitment positiv ausfällt, also zu einer Erhöhung der Fehlzeiten führt (Felfe, 2008, S. 123). Zudem besteht ein Zusammenhang zwischen Commitment und Arbeitsleistung. Meyer et.al kamen diesbezüglich im Rahmen einer Metaanalyse auf einen geringen positiven Zusammenhang zwischen affektivem Commitment und Leistung (Beurteilung durch den Vorgesetzten) und einer leicht negativen Korrelation zum kalkulatorischen Commitment (Meyer, Stanley, Herscovitch, Topolnytsky, 2002, zitiert nach Felfe, 2008, S. 113f). Dabei gehen besonders affektiv aber auch normativ gebundene MA häufig über die von ihnen erwartete bzw. vereinbarte Leistung hinaus, indem sie sich in besonderer Weise für das Unternehmen engagieren und ihren Aufgabenbereich weiter als vertraglich vereinbart fassen (Extra-Role-Verhalten). Ein weiterer Vorteil vom Commitment, besonders für Dienstleistungsunternehmen, ist die sekundäre Steigerung der Kundenzufriedenheit und des Images des Unternehmens, denn es ist zu erwarten, dass MA die zufrieden sind und sich mit ihrem Unternehmen identifizieren nach außen loyaler auftreten als MA mit einer kritischen oder distanzierten Haltung (Felfe, 2008). Eine stark ausgeprägte Mitarbeiterbindung und Loyalität kann neben den genannten Chancen auch Risiken mit sich bringen. Negative Konsequenzen können beispielsweise ein „blinder" Gehorsam gegenüber Vorgesetzten oder eine bedingungslose Aufopferung für die Organisation sein. Ebenso besteht bei einem stark ausgeprägten Zusammenhalt der Organisation bzw. der Abteilung die Gefahr des „Gruppendenkens" oder der Idealisierung des Unternehmens bzw. des Arbeitsbereiches. Dies kann zur Folge haben, dass tatsächliche Risiken und Probleme nicht mehr entsprechend eingeschätzt werden (Felfe, 2008).

2.4 Korrelate zur Mitarbeiterbindung (Commitment)

Die Konstrukte Arbeitszufriedenheit (AZ) und Arbeitsmotivation (AM) stehen in einem engen Zusammenhang zum Bindungsverhalten der MA. In der Fachliteratur werden sie teilweise als Voraussetzung und teilweise als Konsequenzen von Commitment genannt (Felfe, 2008). Aus diesem Grund werden beide Konzepte sowie deren Zusammenhang zu Commitment im Folgenden erläutert.

2.4.1 Arbeitszufriedenheit

Für den Begriff der AZ hat sich bislang noch keine einheitliche Definition durchgesetzt. Eine an Locke angelehnte Definition beschreibt AZ wie folgt: „Arbeitszufriedenheit ist die Einstellung zur Arbeit und zur Arbeitssituation in ihren verschiedenen Aspekten" (Rosenstiel, 2007, S. 430). Die Zufriedenheit kann sich also global auf die Gesamtsituation oder auf einzelne Facetten wie z.B. die Arbeitsaufgabe, die Kollegen, die Vorgesetzten oder die Arbeitsbedingungen beziehen. AZ weist Zusammenhänge aber auch Unterschiede zum Commitmentkonzept auf. Gemeinsam ist beiden Konzepten, dass die Befriedigung von Bedürfnissen vor dem Hintergrund individueller Einstellungen eine große Rolle spielt, was wiederum den Zusammenhang zu dem Konstrukt der Motivation darlegt (s. Punkt 2.4.2). Während Zufriedenheit oder Unzufriedenheit aus der Bewertung der aktuellen Arbeitssituation (Soll-IST-Abgleich) entsteht, also eher kurzfristig ausgerichtet ist, zielt das Commitmentkonzept auf eine langfristige, stabile Bindung an eine Organisation ab. AZ kann hinsichtlich dieser Bindung einen wichtigen Beitrag leisten. Es ist aber auch möglich, dass eine hohe Bindung besteht, obwohl die AZ nur gering ausgeprägt ist, z.B. durch einen Mangel an Alternativen oder eine normative Verpflichtung, die gegenüber dem Unternehmen empfunden wird. Andersherum ist es auch denkbar, dass die Bindung trotz hoher Zufriedenheit gering ist, z.B. bei einem MA der ständig auf der Suche nach neuen Aufgaben oder attraktiveren Arbeitgebern ist (Felfe, 2008). Ausgeprägte Korrelationen bestehen laut mehreren Studien vor allem zwischen AZ und affektivem Commitment, gefolgt vom normativem Commitment. Die geringste Korrelation besteht zwischen kalkulatorischem Commitment und AZ (Cooper-Hakim & Viswesvaran, 2005; Meyer et al, 2002, zitiert nach Felfe, 2008, S. 155 f).

2.4.2 Arbeitsmotivation

Der Begriff „Motivation" kann als Basis für jedes menschliche Handeln gesehen werden. Dieses Handeln ist auf das Ziel gerichtet ein bestimmtes Ergebnis zu erreichen. Aus personalwirtschaftlicher Sicht versteht man unter AM die Bereitschaft zu erwünschtem und produktiven Arbeitshandeln. Aber auch die Bindungsbereitschaft von MA ist von deren Motivation abhängig. Hier ist es in Bezug auf ein wirksames Retentionsmanagement (Bindungsmanagement) wichtig, die individuellen Bedürfnisse der MA zu kennen und zielgruppenspezifisch anzusprechen (DGFP, 2014). Motivation kann in intrinsische und die extrinsische Motivation unterschieden werden. Die intrinsische Motivation entsteht aus einem inneren Antrieb heraus, unabhängig von äußeren Anreizen, wie beispielsweise Belohnungen etc. Dieser Antrieb kann durch eine innere Überzeugung etwas richtiges oder Gutes zu tun (erlebte Sinnhaftigkeit) oder durch die Freude an der ausgeübten Tätigkeit an sich entstehen. Die extrinsische Motivation wird hingegen durch äußere Anreize, wie z.B. Belohnungen erzielt (Kals & Gallenmüller-Roschmann, 2011).

2.4.3 Theorien zur Arbeitsmotivation/-zufriedenheit

Da sich AZ und AM im gewissen Maße wechselseitig bedingen, werden beide Konstrukte überwiegend im Zusammenhang mit Motivationstheorien betrachtet. Diese können in Inhalts- und Prozesstheorien eingeteilt werden. Die Inhaltstheorien versuchen zu erklären, welche Motive und Anreize Menschen zu einem bestimmten Verhalten (z.B. Arbeitsverhalten) motivieren. Da dabei die Befriedigung von menschlichen Bedürfnissen im Vordergrund steht, werden diese Theorien häufig auch Bedürfnistheorien genannt. Die beiden bekanntesten Inhaltstheorien sind die „Bedürfnispyramide" nach Maslow und die „Zwei-Faktoren-Theorie" von Herzberg. Die Prozesstheorien thematisieren hingegen nicht die inhaltlichen Faktoren, die eine Person zu einer bestimmten Handlung bewegen, sondern den psychischen Prozess, der zur Handlungsintention führt. Es geht hierbei vorwiegend um die Wahl zwischen alternativen Handlungsoptionen, deren Durchführung und die Ergebnisbewertung. Die populärsten Prozesstheorien sind die „VIE-Theorie" von Vroom, das „Motivationsmodell" von Porter und Lawler und die „Zielsetzungstheorie" nach Locke. Es existieren aber auch reine Arbeitszufriedenheitsmodelle. Eines der bekanntesten ist das „Anspruchs-Regulations-Modell" nach Agnes Bruggemann (Kals & Gallenmüller-Roschmann, 2011). Da gerade die Motivationstheorien für Unternehmen vielfältige Ansätze liefern, um die Zufriedenheit und die Motivation der MA durch entsprechende Gestaltung der Arbeitstätigkeiten zu steigern, werden nachfolgend die zwei bekanntesten Vertreter dieser Theorien, die „Bedürfnispyramide" nach Maslow und die

„Zwei-Faktoren-Theorie" nach Herzberg, dargestellt (Loffing & Loffing, 2010).

- Die Bedürfnispyramide nach Maslow:

Die Bedürfnispyramide nach Maslow zeigt die allgemeinen Bedürfnisse des Menschen auf. Diese unterteilt Maslow in folgende fünf aufeinander aufbauende Kategorien: die physiologischen Grundbedürfnisse (z.B. Nahrung oder Schlaf) sowie die Bedürfnisse nach Sicherheit (z.B. körperliche Sicherheit, Arbeitsplatzsicherheit), Zugehörigkeit (Familie, Freunde, Zugehörigkeit zu einer Gruppe), Wertschätzung (z.B. Lob, Anerkennung) und Selbstverwirklichung (Entfaltung der Persönlichkeit, Idealismus). Dabei geht Maslow davon aus, dass erst, wenn Bedürfnisse einer Stufe befriedigt sind, die nächst höheren Bedürfnisse an Bedeutung gewinnen. Die Bedürfnisstufen werden von Maslow des Weiteren in Defizit- und Wachstumsbedürfnisse eingeteilt. Die Defizitbedürfnisse umfassen die ersten vier Bedürfnisstufen. Diese entfalten nur solange motivierende Wirkung, bis sie befriedigt sind. Demnach entfällt beispielsweise die Motivation zu essen, wenn wir gerade eine Mahlzeit zu uns genommen haben und satt sind. Bei der Ebene der Selbstverwirklichung handelt es sich um ein Wachstumsbedürfnis. Hier geht Maslow davon aus, dass dieses nie vollständig befriedigt werden kann und somit als ständige Motivationsquelle erhalten bleibt. In der folgenden Abbildung 2.1 werden die Bedürfnisstufen sowie beispielhafte Maßnahmen dargestellt, die Unternehmen und Vorgesetzte ergreifen können, um motivational auf ihre MA einzuwirken (Knoblauch, 2004).

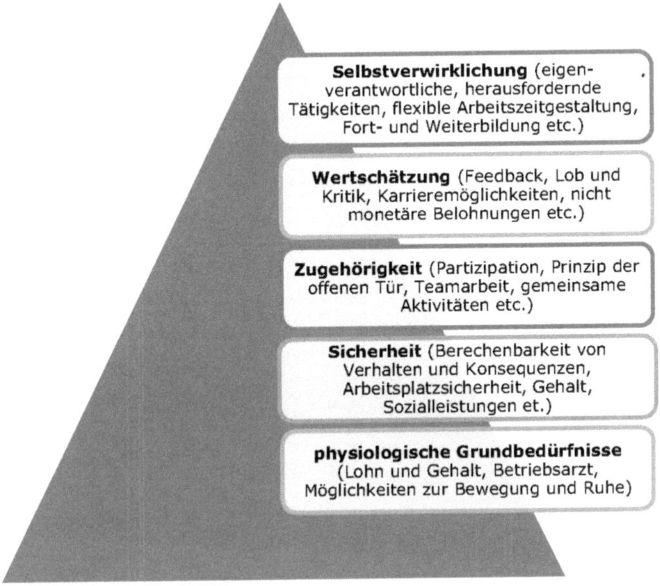

Abbildung 2.1 Bedürfnispyramide nach Maslow - Unterstützung der Bedürfnisbefriedigung durch Unternehmen und Führungskräfte (in Anlehnung an Knoblauch, 2004, S.107)

- Die „Zwei-Faktoren-Theorie" von Herzberg, Mausner und Snydermann:

Herzberg et al. kamen 1968 durch empirische Untersuchungen (Pittsburgh-Studie) zu dem Ergebnis, dass Zufriedenheit und Unzufriedenheit zwei voneinander unabhängige Dimensionen darstellen. Das Gegenteil von Unzufriedenheit ist daher nicht Zufriedenheit, sondern nur das Ausbleiben von Unzufriedenheit und andersherum. Dabei werden Zufriedenheit und Unzufriedenheit von unterschiedlichen Faktoren beeinflusst. Diejenigen Faktoren, die die Zufriedenheit fördern, werden „Motivatoren" genannt, Faktoren, die die Unzufriedenheit senken „Hygienefaktoren". Die Hygienefaktoren betreffen eher die extrinsischen Einflüsse am Arbeitsplatz, die die grundlegenden Bedingungen bzw. Begleitumstände am Arbeitsplatz umfassen. In Anlehnung an Maslow könnten diese Faktoren den Grundbedürfnissen zugerechnet werden, deren Befriedigung die MA überwiegend als selbstverständlich erachten bzw. voraussetzen. Das bedeutet, dass eine vollständige Befriedigung dieser Bedürfnisse nicht automatisch Zufriedenheit erzeugt, sondern lediglich Unzufriedenheit vorbeugt. Zu den Hygienefaktoren gehören z.B. die Arbeitsplatzsicherheit, das Gehalt und die Arbeits- und Organisationsbedingungen. Die Motivatoren hingegen beziehen sich eher auf den Arbeitsinhalt an sich. Sie sprechen die intrinsische Motivation an. Eine Ausprägung dieser Faktoren fördert die AZ, AM und

Leistungsbereitschaft der MA. Eine unzureichende Ausprägung hingegen bewirkt keine Unzufriedenheit, sondern den neutralen Zustand der nicht Zufriedenheit. Motivatoren sind z.B. die Anerkennung der Leistung, die Übertragung von Verantwortung, die Arbeit selbst, Aufstiegsperspektiven und Weiterentwicklungsmöglichkeiten (Loffing & Loffing, 2010). In der folgenden Abbildung 2.2 sind entsprechend der „Zwei-Faktoren-Theorie" diejenigen Faktoren dargestellt, die nach Herzberg zu Zufriedenheit bzw. zu Unzufriedenheit führen können.

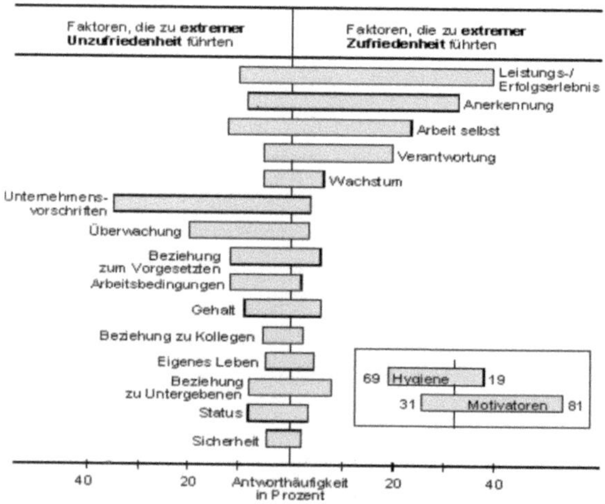

Abbildung 2.2: Beispiele für Zufriedensteller und Unzufriedensteller (Hungenberg & Wulf, 2015, S. 248)

2.5 Retentionsmanagement

Retentionsmanagement umfasst alle Managementaktivitäten im Unternehmen, die auf das Ziel gerichtet sind bestehende und für das Unternehmen wichtige MA im Unternehmen zu halten. Dabei geht es darum, die Leistungsbereitschaft, Loyalität und die Identifikation bzw. Verbundenheit (Commitment) der MA gegenüber dem Unternehmen zu stärken. Das Retentionsmanagement besitzt eine strategische und eine operative Dimension. Das strategische Retentionsmanagement sollte in der Unternehmensleitung verankert sein. Es ist im Gegensatz zum operativen Retentionsmanagement überwiegend langfristig ausgerichtet und umfasst vor allem die Konzeption einer Personal- und Retentionsstrategie, die die Schaffung und Gestaltung von organisatorischen Voraussetzungen sowie die Gestaltung einer bindungsförderlichen Unternehmenskultur beinhaltet. Die Deutsche Gesellschaft für Personalführung (DGFP) betont dabei besonders den bindungswirksamen Einfluss der Faktoren Fairness und Wertschätzung. Dabei ist es besonders wichtig, dass die kommunizierten Unternehmenswerte und deren Umsetzung bzw. die erlebte Wirklichkeit übereinstimmen, um für die MA glaubhaft und damit retentionswirksam zu sein. Dies kann nur erreicht werden, wenn die Retentionspolitik zur Unternehmenspolitik und -kultur passt und diese auch im gesamten Unternehmen gelebt wird. Dafür ist es ausschlaggebend, dass die Retentionsstrategie in die Personalmanagementsysteme verankert wird, Aufgaben- und Verantwortlichkeiten geregelt und vor allem die Führungskräfte einbezogen werden. Denn gerade den Führungskräften kommt eine große Bedeutung zu, da diese die Retentionsstrategie an der Schnittstelle zu den MA entsprechend leben bzw. umsetzen müssen. Das operative Retentionsmanagement hat die Identifikation und Umsetzung geeigneter Maßnahmen zur Mitarbeiterbindung zur Aufgabe. Diese Maßnahmen können dabei auf bestimmte Zielgruppen, einzelne MA oder auch auf die gesamte Belegschaft ausgerichtet sein. Dabei sollten die individuellen Motivationsfaktoren berücksichtigt werden, die die MA antreiben und im Unternehmen halten. Das können Faktoren wie z.B. Weiterentwicklungschancen, soziale Einbindung oder erlebte Sinnhaftigkeit sein. Andererseits gilt es auch Motivationsbarrieren zu identifizieren, das heißt, zu erfassen, welche „wichtigen" Bedürfnisse des MA momentan nicht befriedigt werden. Hier können z.B. Befragungen der aktuellen, aber auch der ausgeschiedenen MA oder Bindungsgespräche wichtige Hinweise liefern um Stärken und Schwächen in Bezug auf die Mitarbeiterbindung zu analysieren (DGFP, 2014). Insgesamt ist Retentionsmanagement als fortwährender Prozess zu verstehen, der ständig an sich verändernde Faktoren, wie z.B. Veränderungsprozesse innerhalb der Organisation oder die sich wandelnde Bedürfnisse der MA, angepasst werden muss (Loffing & Loffing, 2010).

2.6 Maßnahmen zur Mitarbeiterbindung

Es existieren eine Vielzahl an möglichen Maßnahmen zur Mitarbeiterbindung. Klassische retentionswirksame Handlungsfelder laut der DGFP sind vor allem Führung (Führungsverhalten), Anreizsysteme (monetär und nicht monetär), Personalentwicklung, Arbeitsgestaltung sowie Personalrekrutierung- und auswahl. Bevor ein Unternehmen allerdings neue Maßnahmen entwickelt oder umsetzt, sollte geprüft werden, ob es schon bestehende Maßnahmen gibt und wenn ja, warum diese ggf. von den MA nicht richtig wahrgenommen werden oder nicht den gewünschten Erfolg haben (DGFP, 2014). Im Folgenden werden die genannten Systeme kurz vorgestellt. Da es in dieser Arbeit um die Bindung bestehender MA geht, werden dabei die Punkte Personalrekrutierung und -auswahl nicht näher erläutert.

2.6.1 Führung

Führungskräften kommt, wie bereits erwähnt, eine besonders große Bedeutung hinsichtlich der Bindung von MA zu, denn diese stehen im unmittelbaren Kontakt zu den MA und haben über ihr Führungsverhalten direkten Einfluss auf deren emotionale Bindung. Zudem kann die beste Unternehmens- bzw. Retentionspolitik nur erfolgreich sein, wenn sie von den Führungskräften entsprechend umgesetzt und von den MA wahrgenommen wird. Eine Studie der Leuphana Universität stellte in diesem Zusammenhang mithilfe einer schriftlichen Befragung von über 100 kleinen und mittelständischen Unternehmen fest, dass sich mit dem Thema Retentionsmanagement allerdings überwiegend die Geschäftsführung befasst und nur 6 % der Führungskräfte in dieses Thema eingebunden sind (Leuphana Universität Lüneburg; Institut für Performance Management, 2012). Unternehmen sollten deshalb ihre Führungskräfte verstärkt in das Retentionsmanagement mit einbeziehen und deren Kompetenzen hinsichtlich der Mitarbeiterführung z.B. durch regelmäßige Coachings und Supervision weiterentwickeln. Als Basis für eine gute Führung sollten Unternehmen des Weiteren Grundsätze zur Mitarbeiterführung aufstellen, die den Führungskräften Orientierung für ihr eigenes Verhalten geben und grundsätzliche Anforderungen an den Umgang miteinander festlegen. Für eine retentionsorientierte Führung empfiehlt sich laut der DGFP die Berücksichtigung folgender Grundsätze: es sollte eine vertrauensvolle, partnerschaftliche und wertschätzende Zusammenarbeit gefördert werden, der Vorgesetzte sollte eine Vorbildfunktion übernehmen, die MA sollten über Handlungs- und Entscheidungsspielräume verfügen, durch eine offene Kommunikation und Information der MA durch ihren Vorgesetzten sollte Transparenz erzeugt werden und es sollte ein konstruktiver Umgang mit Fehlern und Kritik gefunden werden (DGFP, 2014). Wichtige Persönlichkeitseigenschaften, über die eine Führungskraft zur Ausübung dieser vielfältigen Aufgaben verfügen sollte, sind die Fähigkeit zur Selbstreflexion, Selbstwirksamkeit und zum Selbstmanagement sowie ein soziales Bewusstsein und Sozialkompetenz (Loffing & Loffing, 2010). Eine Möglichkeit, um die persönliche Kompetenzentwicklung von Führungskräften zu fördern, bieten z.B. 360°-Beurteilungen, die den Führungskräften ein wichtiges Feedback u.a. von Seiten der MA geben (DGFP, 2014). Eine gute Führung beinhaltet auch den Einsatz von ausgewählten Führungsinstrumenten. Dazu gehören beispielsweise:

- Mitarbeitergespräche: Durch Mitarbeitergespräche wird ein regelmäßiger Austausch zur Arbeitssituation und zu den Rahmenbedingungen zwischen den Vorgesetzten und den MA sichergestellt. Diese Gespräche können entweder in regelmäßigen Abständen (z.B. jährlich) oder anlassbezogen (z.B. Kritik-, Konflikt- oder Feedbackgespräch) geführt werden. Sie dienen dazu, den MA eine regelmäßige Rückmeldung über ihre Arbeitsleistung zu geben. Die positive Rückmeldung trägt dabei maßgeblich zur Motivation der MA bei. Aber auch angebrachte Kritik sollte konstruktiv und mit entsprechenden Hilfestellungen für die Zukunft geäußert werden. Des Weiteren haben Mitarbeitergespräche die Funktion, den MA die Ziele des Unternehmens bzw. der Abteilung zu erläutern, wichtige Fragen zur beruflichen Weiterentwicklung zu klären, sich zu den aktuellen Bedingungen und Entwicklungen im Arbeitsbereich auszutauschen und den MA die Möglichkeit zu geben Probleme, Verbesserungsvorschläge oder Wünsche anzusprechen (Kowalzik, 2005).

- Zielvereinbarungsgespräche: Zielvereinbarungsgespräche sind regelmäßig (häufig jährlich) stattfindende Gespräche, die eine Verbindung zwischen den betrieblichen und den Leistungs- und Entwicklungsinteressen der MA darstellen. Dabei werden aus den strategischen Unternehmenszielen konkrete Ziele für den jeweiligen MA abgeleitet. Die MA sollten in den Prozess der Zielentwicklung aktiv mit einbezogen werden, denn Ziele mit denen diese sich identifizieren und die ihnen sinnvoll erscheinen, können einen wichtigen Beitrag zur Steigerung der Motivation leisten. Zudem sollten Zielerreichungskriterien und nötige Maßnahmen festgelegt werden. Weiterhin geht es in diesen Gesprächen auch darum, die vergangene Arbeit zu reflektieren, die Zielerreichung zu überprüfen, Stärken und Potentiale des MA aufzuzeigen sowie Ziele neu zu formulieren (Kowalzik, 2005).
- Empowerment: Beim Empowerment werden den MA bewusst mehr Entscheidungsbefugnisse und Verantwortung in ihrem Arbeitsbereich übertragen, um so deren Autonomie, die Leistungsbereitschaft und AM zu stärken (Szebel-Habig, 2004).

2.6.2 Anreizsysteme

Anreizsysteme können in monetäre und nicht monetäre Maßnahmen unterteilt werden. Für beide Arten von Anreizen ist es wichtig, dass der Einsatz dieser Leistungen individuell auf die Bedürfnisse der MA abgestimmt und anhand von transparenten und gerechten Maßstäben erfolgt, um Neid und Demotivation zu vermeiden (Loffing & Loffing, 2010). Unter monetären Anreizen versteht man alle Instrumente, die dem MA einen finanziellen Mehrwert verschaffen. Sie werden auch als „harte Faktoren" bezeichnet. Direkte finanzielle Anreize sind beispielsweise das Grundgehalt, Sozialleistungen (betriebliche Altersvorsorge, Zuschüsse zu vermögenswirksamen Leistungen etc.) aber auch variable Leistungen, die z.B. als erfolgsabhängige Zulagen gezahlt werden. Dies kann u.a. durch die Beteiligung aller MA am Unternehmenserfolg, bestimmter Mitarbeitergruppen am Erfolg einer Abteilung oder einzelner MA für ihren individuellen Erfolg erfolgen. Indirekte monetäre Anreize werden auch als „fringe Benefits" bezeichnet. Sie umfassen freiwillige betriebliche Zusatzleistungen für die MA, wie z.B. die zur Verfügung Stellung eines Dienstwagens oder eines Diensthandys aber auch Vergünstigungen für bestimmte Leistungen (z.B. Mittagessen in der Cafeteria, Werkswohnungen, Fahrkostenzuschüsse, Einkauf von bestimmten Produkten) (Wagner, 2015). Unter nicht monetären Anreizen versteht man Anreize, die nicht finanzieller Natur sind. Hier stehen den Unternehmen eine Vielzahl an Instrumenten und Möglichkeiten zur Verfügung, die je nach Zielsetzung des Unternehmens und entsprechend der Bedürfnisse der MA eingesetzt werden können. Bekannte Inhalte nicht monetärer Maßnahmen sind z.B. die Förderung der Work-Life-Balance (z.B. durch flexible Arbeitszeitmodelle, Möglichkeit zu Sabbaticals, Home-Office), betriebliches Gesundheitsmanagement (Betriebssport, Vergünstigungen für Gesundheitskurse, Ruhe- Entspannungsraum etc.), Anreize zur besseren Vereinbarkeit von Familie und Beruf (Betriebskindergarten, familienfreundliche Arbeitszeiten etc.) oder die Förderung sozialer Aktivitäten (Betriebsausflüge etc.). Je nachdem, mit welcher Zielsetzung diese Anreize eingesetzt werden, kann man zudem zwischen Bleibeanreizen (um bestehende MA im Unternehmen zu halten), Eintrittsanreizen (um neue MA für das Unternehmen zu gewinnen), oder Leistungsanreizen (um die Leistungsbereitschaft der MA zu erhöhen) unterscheiden (Loffing & Loffing, 2010).

2.6.3 Personalentwicklung

Unter Personalentwicklung versteht man alle Maßnahmen, die zur Bildung und Förderung der MA sowie zur Organisationsentwicklung eines Unternehmens beitragen. Diese Maßnahmen sollten dabei aus den Unternehmenszielen abgeleitet werden, im Bezug zur Organisationsentwicklung stehen und auf die Bedürfnisse der betreffenden MA abgestimmt sein. Der Zugang zu Personalentwicklungsmaßnahmen sollte nach festgelegten und transparenten Kriterien sowie auf Basis einer Stärken-Schwächen-Analyse und einer Leistungs- und Entwicklungsbeurteilung der MA erfolgen. Eine erfolgreiche Personalentwicklung kann für das Unternehmen viele Chancen bieten. So kann sie u.a. zur Sicherung der Wettbewerbsfähigkeit des Unternehmens beitragen, indem der notwendige Fach- und Führungskräftebestand gesichert wird. Zudem können die fachlichen und persönlichen Qualifikationen der MA verbessert sowie deren Zufriedenheit und Motivation gesteigert werden. Dies kann wiederrum zur Bindung der MA an das Unternehmen beitragen. Personalentwicklung sollte als sorgsam geplanter Prozess verstanden werden, der u.a. eine Bedarfsanalyse (Soll-Ist-Abgleich unter Berücksichtigung der Möglichkeiten des Unternehmens und der MA), die Planung von Zielen (was soll durch die Personalentwicklungsmaßnahmen erreicht werden) und individuell abgestimmten Maßnahmen (passgenaue Förderung unter Berücksichtigung der individuellen Voraussetzungen und Bedürfnissen des jeweiligen MA) beinhaltet. Personalentwicklung kann persönliche und soziale, methodische oder fachliche Kompetenzen ansprechen und folgende Maßnahmen beinhalten: Maßnahmen der Bildung (z.B. Berufsausbildung, Weiterbildung, Fortbildung, Schulung), Maßnahmen der Förderung (z.B. Leistungs- und Potentialbeurteilung, methoden- oder persönlichkeitsorientierte Trainings, Coaching, Arbeitsfeldvergrößerung) oder Maßnahmen der Organisationsentwicklung (z.B. Teamentwicklung, Projektarbeit) (Loffing & Loffing, 2010).

2.6.4 Arbeitsgestaltung

Die Gestaltung der täglichen Arbeitsaufgaben kann einen wesentlichen Beitrag zur

Zufriedenheit und AM der MA beitragen. Laut der DGFP sollten Arbeitsaufgaben dabei vor allem folgende Anforderungen erfüllen:

- Die Tätigkeit sollte als individuelle Herausforderung wahrgenommen werden, die den MA dabei aber auch nicht überfordert. Dies schließt u.a. eine Aufgabenvielfalt und die wahrgenommene Bedeutsamkeit der Arbeit ein. Zudem sollten MA in schwierigen Situationen die nötige Unterstützung bekommen.
- Die MA sollten in ihrem Tätigkeitsfeld über Handlungs- und Entscheidungsspielräume (Autonomie und Verantwortung) verfügen.
- Es sollte für die MA möglich sein, soziale Beziehungen in ihrem Arbeitsumfeld aufzubauen (DGFP, 2014).

In den letzten Jahren haben sich im Zusammenhang mit diesen Faktoren beispielsweise folgende Maßnahmen entwickelt:

- Job-Sculping: Das Job-Sculping verfolgt den Ansatz, den MA nach seinen individuellen Stärken und Interessen entsprechend einzusetzen, um so die AZ und damit die Mitarbeiterbindung zu erhöhen. Der Arbeitsbereich und/oder das Aufgabenspektrum werden also an den jeweiligen MA angepasst.
- Job-Rotation: Job-Rotation bedeutet einen systematischen Tausch des Arbeitsplatzes nach einem gewissen Zeitraum. Dies ermöglicht den MA neue Erfahrungen und Kenntnisse zu erlangen.
- das Job-Enlargement: Unter Job-Enlargement versteht man einen horizontalen (auf gleichem Qualifikationsniveau) Ausbau des Aufgabenbereiches sowie des Kompetenz- und Verantwortungsbereiches.
- Job-Enrichment: Unter Job-Enrichment versteht man einen vertikalen Ausbau des Aufgabenbereichs, der mit einem Zuwachs des Anforderungsniveaus einhergeht und somit eine Zunahme an Verantwortung und Kompetenzen beinhaltet (Szebel-Habig, 2004).

3 Fachlicher Hintergrund zum Gesundheitswesen

Das Gesundheitswesen gehört zu den größten Beschäftigungszweigen in Deutschland. Es umfasst alle Einrichtungen, die die Gesundheit der Bevölkerung erhalten, fördern und wiederherstellen oder Krankheiten vorbeugen. Die Einrichtungen können wie folgt untereilt werden:

- Einrichtungen des Gesundheitsschutzes (z.B. Gesundheitsämter)
- Ambulante Einrichtungen (z.B. Arztpraxen, ambulante Pflegeeinrichtungen)
- Stationäre Einrichtungen (z.B. Krankenhäuser, Vorsorge- und Rehabilitationseinrichtungen, stationäre/teilstationäre Pflegeeinrichtungen)
- Rettungsdienste

- Verwaltung (z.B. gesetzliche und private Kranken- und Pflegeversicherung, der Medizinische Dienst der Krankenkassen, Gesundheitsministerien)
- Sonstige Einrichtungen (z.B. Forschungseinrichtungen)
- Vorleistungsindustrie (z.B. Großhandel, pharmazeutische sowie medizintechnische Industrie) (Statistisches Bundesamt, 2017b)

Die Zahl der Beschäftigten hat sich in den letzten Jahren kontinuierlich gesteigert. Ende 2015 waren laut dem Statistischen Bundesamt rund 5,3 Millionen Menschen im Bereich der Gesundheitswirtschaft tätig, was einem Anstieg von 2,2 % zum Jahr 2014 entspricht. Davon sind 2,8 Millionen Beschäftigte in einem medizinischen Gesundheitsberuf tätig. Dies entspricht einem Beschäftigungsanstieg von 1,7 % zum Vorjahr. Dieser Anstieg ist jedoch schwächer als in den beiden Vorjahren ausgefallen (2014: 2,2 %, 2013: 2,9 %). Allerdings fiel die Steigerung im Bereich der ambulanten und (teil)-stationären Pflege mit + 5,4 % und + 4,5 % überdurchschnittlich hoch aus. Die medizinischen Gesundheitsberufe umfassen die Beschäftigten in der Gesundheits- und Krankenpflege, dem Rettungsdienst, der Geburtshilfe, der Arzt- und Praxishilfe, der nichtärztlichen Therapie und Heilkunde sowie der Human- und Zahnmedizin. Davon arbeiteten die meisten Personen im Bereich der Gesundheits-und Krankenpflege (829.000), im Bereich der Arzt- und Praxishilfe (649.000) und in der Altenpflege (568.000) (Statistisches Bundesamt, 2017a).

3.1 Arbeitsbereich der Altenpflege

Im Bereich der Altenpflege sind vorwiegend examinierte Altenpfleger bzw. Gesundheits- und Krankenpfleger (Fachkräfte) und Altenpflegehelfer bzw. Gesundheits- und Krankenpflegehelfer (Hilfskräfte) tätig. Mögliche Einsatzbereiche sind v.a. ambulante Pflegedienste, Tages- oder Nachtpflegen (teilstationäre Pflegeeinrichtungen) sowie stationäre Pflegeeinrichtungen (Pflegeheime, Einrichtungen der Kurzzeitpflege). Im Mittelpunkt steht die persönliche Betreuung, Aktivierung und ganzheitliche Pflege älterer Menschen. Die Aufgaben der Fachkräfte umfassen zudem die Durchführung der ärztlich verordneten Behandlungspflege (z.B. Anlegen von Wundverbänden, Verabreichen von Injektionen). Die Hilfskräfte unterstützen die Arbeit der Fachkräfte. Sie übernehmen dabei vorwiegend Aufgaben der Betreuung, der Grundpflege (Körperpflege, Hilfe bei der Nahrungsaufnahme etc.) und der hauswirtschaftlichen Versorgung (z.B. Reinigung der Wohnung). Pflegekräfte (PK) übernehmen damit eine verantwortungsvolle und sehr persönliche Aufgabe und begleiten ältere Menschen in allen Lebenslagen (Ministerium für Soziales, Arbeit, Gesundheit und Demografie des Landes Rheinland-Pfalz , 2017). Die Arbeit im Bereich der Pflege besteht hauptsächlich aus der Erbringung persönlicher Dienstleistungen, welches die MA zu der wichtigsten Ressource in diesem Wirtschaftsbereich macht. In Altenpflegeeinrichtungen umfassen die Personalkosten bis zu 80 %

der Gesamtkosten (Kowalzik, 2005).

3.2 Besondere Belastungen / Anforderungen in der Altenpflege

Die wichtige und sinnstiftende Arbeit im Bereich der Altenpflege ist mit einer Vielzahl an Belastungen verbunden, die sowohl physischer als auch psychischer Art sein können. Körperliche Belastungen entstehen dabei z.B. durch die überwiegende Arbeit im Stehen und häufiges Tragen und Heben von „Lasten", etwa beim Lagern oder Umsetzen der Patienten sowie die häufig unvermeidbare Arbeit in körperlich ungünstigen Positionen (Zwangshaltungen). Zusätzlich bringt die Arbeit in der Altenpflege häufig auch zeitliche Belastungsfaktoren mit sich. So kann z.B. die Arbeit im Schichtdienst zu einer Einschränkung des Familien- oder Soziallebens führen. Zudem wurde im Stressreport Deutschland (2012) von 54 % der Krankenpfleger/innen und 38 % der Altenpfleger/innen angegeben, dass sie vorgesehene Ruhepausen häufig nicht wahrnehmen können. In dieser Untersuchung wurde auch festgestellt, dass PK überdurchschnittlich von psychischen Belastungen betroffen sind. Dazu zählen v.a. die Arbeit unter Zeit- und Termindruck sowie häufige Unterbrechungen der Arbeitsabläufe. Ebenso sind PK in ihrer Arbeit häufig belastenden Situationen wie Leid oder Tod ausgesetzt. Als Folge dieser Belastungsfaktoren sind PK überdurchschnittlich von muskuloskelettalen (z. B. Rückenschmerzen) und psychovegetativen Beschwerden (z. B. Schlafstörungen) betroffen. Als Ressourcen zur Bewältigung dieser Anforderungen wurden beispielsweise die erlebte Sinnhaftigkeit (über 90 % der Befragten gaben an, dass sie die eigene Tätigkeit als wichtig empfinden) sowie soziale Komponenten, wie das Gemeinschaftsgefühl und die Zusammenarbeit und Unterstützung durch Kollegen genannt. Diese Faktoren waren im Bereich der Pflege überdurchschnittlich ausgeprägt (Bundesanstalt für Arbeitsschutz und Arbeitsmedizin, 2014).

4 Aktueller Forschungsstand

Die Bindung von MA ist im Hinblick auf den mit dem demografischen Wandel einhergehenden Fachkräftemangel von besonderer Bedeutung. So kam eine Studie des Instituts für Beschäftigung und Employability und der Hays AG 2012 in einer Befragung von 714 Entscheidern deutscher, österreichischer und schweizerischer Unternehmen zu dem Ergebnis, dass das Thema der Mitarbeiterbindung nach der Förderung der Unternehmenskultur für Unternehmen das zweitwichtigste Thema im Human-Resource-Bereich ist (Rump, Eilers, Schabel, & Möckel, 2012). Der Grad der Umsetzung von Mitarbeiterbindungsmaßnahmen hält sich jedoch nach einer Studie der Deutschen Gesellschaft für Personalführung „Professionelles Personalmanagement (pix) 2012" in Grenzen. Geeignete Methoden und Instrumente für die Mitarbeiterbindung werden in 35 % der Unternehmen kaum bis nicht umgesetzt und nur 4 % der Unternehmen verfügen über ein entsprechendes schriftliches Konzept. In der Längsschnittstudie werden seit 2004 regelmäßig alle Mitgliedsunternehmen der DGPF befragt, wobei sich an der Studie 2012 137 Unternehmen beteiligten (DGFP, 2012). Laut einer Analyse des Bundesministeriums für Arbeit und Soziales, die auf dem Linked Personnel Panel beruht und Daten von 2012 bis 2015 enthält, sind Faktoren die die Mitarbeiterbindung begünstigen vor allem die AZ und die Verbundenheit der Beschäftigten mit dem Arbeitgeber (Commitment). So haben bis 2015 bedeutend weniger Beschäftigte den Arbeitsplatz gewechselt, die im Befragungszeitraum 2012 / 2013 angegeben hatten zufrieden zu sein. Zur Diagnose der Mitarbeiterzufriedenheit wurde im Rahmen dieser Studie das Instrument der Mitarbeiterbefragung vorgeschlagen, um eventuell vorhandene Problemfelder frühzeitig zu erfassen und gezielte Maßnahmen zur Mitarbeiterbindung ableiten zu können (Kampkötter, Laske, Müller , Petters , & Sliwka , 2015). Eine im Fehlzeitenreport 2016 veröffentlichte, repräsentative Befragung kam zu dem Ergebnis, dass die Unternehmenskultur einen wesentlichen Einfluss auf die Mitarbeiterbindung, die Leistungsbereitschaft und auch die Gesundheit der MA hat. Jedoch besteht zwischen den Faktoren, die für die Befragten als besonders wichtig in Bezug auf die Unternehmenskultur eingeschätzt wurden und dem Erleben der Umsetzung ein deutlicher Unterschied, so dass hier Handlungsbedarf besteht. So gaben nur 55 % der Befragten an, dass das Unternehmen hinter seinen MA steht und 50 %, dass sie für gute Arbeit gelobt werden. In dieser Untersuchung wurden 2.007 Erwerbspersonen im Alter von 16 bis 65 im Rahmen einer standardisierten Erhebung durch das wissenschaftliche Institut der AOK (Wido) zur Unternehmenskultur befragt (Beckmann, Meschede, & Zok, 2016, S. 47ff). Das Marktforschungsinstitut Gallup stellte im Zusammenhang mit diesem Thema in einer repräsentativen, standardisierten Längsschnittbefragung von 1.429 Arbeitnehmern in Deutschland fest, dass im Jahr 2015 nur bei jedem sechsten Arbeitnehmer eine hohe emotionale Bindung an seinen Arbeitsplatz vorlag. Bei 68 % war die emotionale Bindung nur gering ausgeprägt und 16 % waren sogar emotional ungebunden bzw. befanden sich im Zustand der innerlichen Kündigung. Dabei können den Unternehmen durch eine geringe emotionale Bindung der MA enorme Kosten entstehen, denn dieser Zustand geht laut Gallup mit mehr Fehltagen, einer erhöhten Fluktuationsrate und einer schlechteren Produktivität einher. Die Studie zeigt zudem auf, dass nur 45 % der MA im letzten Jahr ein Mitarbeitergespräch mit ihrem Vorgesetzten geführt haben, obwohl dies als eine besonders wichtige Maßnahme in Bezug auf die Mitarbeiterbindung angesehen wird (Gallup Inc., 2016). Mit dem Thema des vorzeitigen Ausstiegs von PK aus dem Beruf bzw. dem Wechsel des Arbeitsplatzes befasste sich die Next-Studie im Rahmen einer Längsschnittuntersuchung, die im Zeitraum von 2002 bis 2005 in zehn europäischen Ländern durchgeführt wurde. In diesem Zusammenhang wurden 39.898 Pflegende befragt, von denen 3.565 in verschiedenen

Einrichtungen in Deutschland tätig waren. Im Bereich der ambulanten Pflege gaben 28 % der Befragten an, dass sie häufig über einen Wechsel der Einrichtung und 18 % sogar über einen Wechsel des Berufes nachdenken würden. Eine Korrelationsanalyse bestätigte hierbei Zusammenhänge zwischen den Organisationsbedingungen, den Führungsqualitäten sowie der Unterstützung durch die Vorgesetzten und der Zufriedenheit und Bindung der MA (Simon, et al., 2005). In einer folgenden Befragung der MA, die im Untersuchungszeitraum tatsächlich den Arbeitsplatz gewechselt hatten, wurde festgestellt, dass der Zeitraum von der ersten Überlegung bis zur Umsetzung bei der Hälfte der Befragten durchschnittlich fünf Monate dauerte. Dieser Zeitraum würde den Unternehmen bei rechtzeitiger Identifizierung der Wechselwilligen und deren Wechselgründen zur Mitarbeiterbindung zur Verfügung stehen (Dichter, Borchart, Iskenius, Schmidt, & Hasselhorn, 2010).

5 Problemstellung

Für den aPD Potsdam wird es zunehmend schwieriger, vakante Stellen im Tätigkeitsfeld der Pflegefach- und Pflegehilfskräfte adäquat zu besetzen. Erschwerend kommt hinzu, dass die Fluktuationsquote im Jahr 2016 mit gut 30% deutlich höher war als in den Vorjahren (in den Jahren 2013 - 2015 lag die Fluktuationsquote bei 15 - 20 %). Aus dieser Problemstellung heraus ergeben sich folgende Fragen:

- „Welche Maßnahmen zur Mitarbeiterbindung können in Abhängigkeit zu den Ergebnissen einer vorangegangenen Mitarbeiterbefragung in dem betreffenden Unternehmen eingesetzt werden?"
- „Wie kann ein individuelles Konzept zur Mitarbeiterbindung für den aPD Potsdam aussehen?"

6 Methodik

Um einen Lösungsansatz für die o.g. Problemstellung zu schaffen, wird im Rahmen dieser Arbeit ein individuelles Konzept zur Mitarbeiterbindung für den aPD Potsdam entwickelt. Das Vorgehen lehnt sich dabei an die sechs Schritte zur Erstellung eines Konzepts von Ischebeck an. Diese werden im Folgenden kurz erläutert (Ischebeck, 2013):

1. Klärung der Auftragslage und des Ziels: Für die Festlegung und Formulierung der Ziele ist zuerst eine genaue Analyse der Ausgangssituation und der Problemstellung nötig. Dabei sollten auch die Zielgruppe bzw. die Betroffenen und die Stakeholder definiert werden. Des Weiteren sollte die Bewertung der Ausgangssituation auch eine Stärken- Schwächen-Analyse hinsichtlich der Problemstellung beinhalten. Auf dieser Grundlage sollte anschließend festgelegt werden, was genau erreicht werden soll (Soll-Situation) und konkrete Ziele bzw. der erwartete Nutzen formuliert werden.

2. Informationsbeschaffung: Im nächsten Schritt geht es um die Suche und Organisation von relevanten Informationen und Einflussfaktoren, die zur Problemlösung beitragen können. Die Recherche kann beispielsweise über Datenbanken, das Internet oder Fachliteratur erfolgen. Bei der Ordnung der Informationen können u.a. Mindmaps oder Ursachen-Wirkungs-Diagramme hilfreich sein.
3. Ideen und Lösungen entwickeln: In dieser Phase geht es um den kreativen Prozess, der dazu beiträgt, neue und individuelle Lösungen für die jeweilige Problemstellung zu finden bzw. auszuwählen. Hier kann es sich im geeigneten Rahmen anbieten, die Betroffenen bzw. Stakeholder mit einzubeziehen. Um eine Vielzahl an Ideen zu generieren, können ggf. auch Methoden wie Brainstorming eingesetzt werden. Ebenso sollte spätestens an diesem Punkt geklärt werden, ob bestimmte Vorgehensweisen und Methoden erwünscht bzw. unerwünscht sind.
4. Strukturierung des Konzepts: Dieser Schritt ist besonders wichtig, denn hier geht es darum, alle bisher gewonnenen Informationen in einen schlüssigen Rahmen zu bringen und aus dieser Vorlage eine Konzeptskizze zu erstellen. Hier sollten u.a. die ausgewählten Maßnahmen genau erläutert, die Verantwortlichkeiten geregelt, ggf. eine Nutzenbewertung vorgenommen und eine Kosten- und Zeitplanung erstellt werden. Bei größeren Vorhaben bietet es sich zudem an, Meilensteine zu definieren.
5. Das Konzept schriftlich darstellen: Hier geht es letztlich darum das fertige Konzept auf Papier zu bringen. Dabei sollte u.a. berücksichtigt werden, dass der Text für die Adressaten verständlich geschrieben ist, einem logischen Aufbau folgt und dem Empfänger einen guten Überblick über das Vorhaben verschafft.
6. Das Konzept kommunizieren: Um schließlich eine erfolgreiche Umsetzung sicher zu stellen, ist eine kontinuierliche Kommunikation mit den Betroffenen und Stakeholdern unabdingbar. Diese sollten möglichst frühzeitig mit einbezogen werden, um sie für das Konzept zu gewinnen.

Grundsätzlich sollte sich ein erfolgreiches Konzept an dem „Zebra-Prinzip" orientieren: es sollte **Z**ielorientiert, **E**mpfängerorientiert, **B**eherzt auf den Punkt gebracht, **R**ealistisch geplant und **A**uslöser für Aktivitäten sein (Ischebeck, 2013).

7 Systematische Entwicklung / Anwendung eines Konzepts

Angelehnt an das oben erläuterte Vorgehen werden nachfolgend die einzelnen Schritte des Konzepts zur Mitarbeiterbindung für den aPD Potsdam entwickelt. Dabei sind aus Kapazitätsgründen dieser Arbeit die Schritte „Ideen und Lösungen entwickeln" und „Strukturierung des Konzepts" exemplarisch für einen der definierten Handlungsbedarfe detailliert dargestellt. Für die weiteren Faktoren erfolgt anschließend eine zusammenfassende Darstellung. Auf eine Ausführung der in der Methodik genannten Punkte fünf und sechs (Schreiben und Kommunizieren des Konzepts) wird verzichtet, da diese im Zusammenhang mit der Anfertigung dieser Arbeit bereits abgehandelt werden. Im Vorfeld der Konzepterstellung wurde im März 2017 neben dem Vorstand, der Pflegedienstleitung (PDL) und der Fachbereichsleitung (FBL) auch die Mitarbeitervertretung (MAV) über das Vorhaben informiert. Diese erteilten ihr Einverständnis zu einer unverbindlichen Erstellung eines Konzeptvorschlags und der Einbindung der MA. Eine verbindliche Aussage des Vorstandes über die Bereitschaft zur Umsetzung von Maßnahmen sowie zum finanziellen Rahmen konnte zu diesem Zeitpunkt nicht eingeholt werden. Anschließend erfolgte eine Informationsveranstaltung für die MA, in der diese über das Vorhaben informiert und ihnen die Zielsetzung erläutert wurde. Da sich das Konzept unmittelbar auf die Gestaltung der Arbeitsbedingungen der MA bezieht, wurde zudem deren aktive Einflussnahme bzw. Beteiligung angeregt. Weiterhin wurden zwei Vertreter aus dem Kreis der MA ausgewählt. Diese sollen im Verlauf der Konzeptentwicklung als Mediatoren bzw. Ansprechpartner zwischen den MA und der Autorin und/oder PDL vermittelnd tätig werden und Verbesserungsvorschläge oder auch Bedenken der MA entgegennehmen. Des Weiteren sind regelmäßige Teamsitzungen zum Austausch und der Entwicklung von Lösungen geplant. Da die zur Verfügung stehenden finanziellen und personellen Ressourcen im aPD der Pflegeengel in Potsdam knapp bemessen sind, wird bei der Generierung dieser Maßnahmen auf möglichst kostengünstige Optionen gesetzt, um die Wahrscheinlichkeit für eine spätere Umsetzung zu erhöhen.

7.1 Klärung der Auftragslage und des Ziels

Zur Klärung des konkreten Ziels bzw. der Auftragslage wird zuerst die durch eine vorangegangene Befragung der MA ermittelte Ausgangssituation inkl. der festgestellten Handlungsbedarfe (Problemstellung) erläutert. Da im Rahmen dieser Arbeit aus Kapazitätsgründen nicht alle Schwächen bzw. Handlungsbedarfe bearbeitet werden können, wird anschließend eine Priorisierung mit Hilfe der MA vorgenommen. Des Weiteren werden die betrieblichen Strukturen und der Arbeitsort (allgemein und hinsichtlich der ermittelten Handlungsbedarfe) sowie bereits bestehende personalpolitische Maßnahmen der Pflegeengel erläutert.

7.1.1 Analyse der Ausgangssituation / Problemstellung

Die für diesen Punkt nötige Analyse der Ausgangssituation erfolgte bereits im Rahmen einer vorangegangenen Hausarbeit (Schulze, 2017), in der eine Mitarbeiterbefragung der im pflegerischen Bereich tätigen MA zu deren Zufriedenheit durchgeführt wurde. Für diese Befragung wurde eine modifizierte Variante des Picker-Mitarbeiter-Fragebogens eingesetzt. Mit diesem wurde die Mitarbeiterzufriedenheit in sieben Kategorien, die 56 geschlossene Fragen umfassen, erhoben. Ergänzend wurden die MA in zwei offenen Fragen danach gefragt, was ihnen an der Einrichtung besonders gut gefällt und wo sie

Verbesserungsbedarf sehen. Die Ergebnisse, vor allem die festgestellten Schwächen, bilden die Grundlage um gezielte Maßnahmen zur Steigerung der Zufriedenheit der MA und damit zur Stärkung der Mitarbeiterbindung abzuleiten. Zu diesem Zweck werden die Ergebnisse nachfolgend zusammengefasst dargestellt:

- 93 % der MA gaben an, dass sie häufig bzw. oft zur Vertretung für andere MA herangezogen werden.
- 85 % der MA gaben an, dass es keinen geeigneten Ruhe-/Pausenraum gibt.
- 69 % der MA gaben an, dass sie „selten" bzw. „nie" ihre vorgesehenen Ruhepausen einhalten können.
- 67 % der MA beantworteten die Frage, ob regelmäßige Mitarbeiterorientierungs-/ Zielvereinbarungsgespräche durchgeführt werden mit „eher nein" oder „nein".
- 54 % der MA gaben an, dass „häufig" Unklarheit darüber besteht, wer im Rahmen der Bezugspflege für einen Patienten wirklich zuständig ist.
- Gut die Hälfte der MA (54 %) gaben an, dass es ihnen „häufig" schwer fällt nach der Arbeit abzuschalten.
- Knapp die Hälfte der MA (46 %) beantworteten die Frage, ob sie sich durch Ihre Arbeit ausgebrannt und erschöpft fühlen mit „eher ja".
- Ebenso antworteten knapp die Hälfte der MA (46 %) auf die Frage, ob sie genügend Zeit haben, um die Patientinnen und Patienten ihren Bedürfnissen entsprechend versorgen zu können, dass dies selten der Fall ist.

Die offene Frage nach Verbesserungsmöglichkeiten in der Einrichtung oder dem Arbeitsplatz ergab, dass sich die Mehrzahl der MA Verbesserungen im Bereich der Dienstplanung wünschen. Genannt wurden hier beispielsweise weniger Dienste bzw. mehr freie Tage am Stück und mehr Freizeitausgleich statt der Abgeltung von Überstunden. Auch der Wunsch nach einem Aufenthaltsraum wurde von knapp der Hälfte der Antwortenden genannt. Diese Antworten zeigen Übereinstimmungen zu den ermittelten Schwachstellen aus den geschlossenen Fragen. So lässt sich z.B. der Wunsch nach mehr freien Tagen oder mehr Freizeitausgleich durch die häufig anfallenden Vertretungssituationen erklären. Die Befragung lieferte aber ebenso folgende Hinweise auf Stärken bzw. Ressourcen des Pflegedienstes:

- Die größte Zufriedenheit wurde in der Kategorie „Kolleginnen und Kollegen" erzielt (hier äußerten sich alle MA voll bzw. überwiegend zufrieden). Besonders positiv wurde der Umgang miteinander und die gegenseitige Unterstützung beurteilt.
- Die Erreichbarkeit des Vorgesetzten wurde von den MA sehr positiv eingeschätzt (69 % gaben an, dass dies „immer" bzw. zu 15 % „meistens" zutrifft). Ebenso empfinden die MA, dass sie „immer" (69 %) bzw. „meistens" (15 %) gut auf ihren Vorgesetzten zugehen können, um über Probleme und Sorgen zu sprechen. Auch die

fachliche Unterstützung durch den Vorgesetzten wird positiv empfunden (77 % stimmen hier voll und 23 % überwiegend zu).

- Mit dem Gehalt im Vergleich zur Leistung sind 62 % der MA „zufrieden" und 31 % „eher zufrieden".
- Mit den zur Verfügung stehenden Arbeitsmitteln sind 52 % der MA „zufrieden und 46 % „eher zufrieden".
- Des Weiteren wurde das Angebot an Schulungen und Fortbildungen sehr positiv eingeschätzt (dies schätzen 77 % als ausreichend und 15 % als eher ausreichend ein).
- Die Frage, ob die MA mit dem Gedanken spielen die Pflegeengel als Arbeitgeber zu verlassen, wurde von 85 % der MA mit „nein" beantwortet". Des Weiteren würde die überwiegende Anzahl der MA die Pflegeengel als attraktiven Arbeitgeber weiterempfehlen und sich auch selbst als Patient dort versorgen lassen.

7.1.2 Priorisierung der Handlungsbedarfe

In diesem Konzept sollen vorerst aus Kapazitätsgründen nur die für die MA dringenden und wichtigen Handlungsbedarfe einfließen. Um diese zu ermitteln, wurden im Rahmen einer Teamsitzung im April 2017 zuerst die Ergebnisse der vorangegangenen Befragung vorgestellt, um die MA schließlich bei der Priorisierung der Handlungsbedarfe mit einzubeziehen. Zu diesem Zweck wurde eine vier-Felder-Matrix (Eisenhower-Matrix) verwendet, auf der die MA gemeinschaftlich die in der Auswertung festgestellten (s. Punkt 7.1.1) sowie ggf. zusätzlich eingebrachten Handlungsbedarfe in folgende Kategorien einteilen konnten:

- Wichtig und dringend
- Wichtig aber nicht dringend
- Nicht so wichtig aber dringend
- Nicht wichtig und nicht dringend

Bei unterschiedlichen Einschätzungen erfolgte die Zuordnung in die Kategorie, die die Mehrheit der MA favorisierte. Insgesamt zeigte die Auswertung der Befragung und v.a. die Priorisierung der MA einen hohen Handlungsbedarf in Bezug auf die physiologischen Grundbedürfnisse nach Ruhe und Erholung. Das Ergebnis ist in Abbildung 7.1 übersichtlich dargestellt.

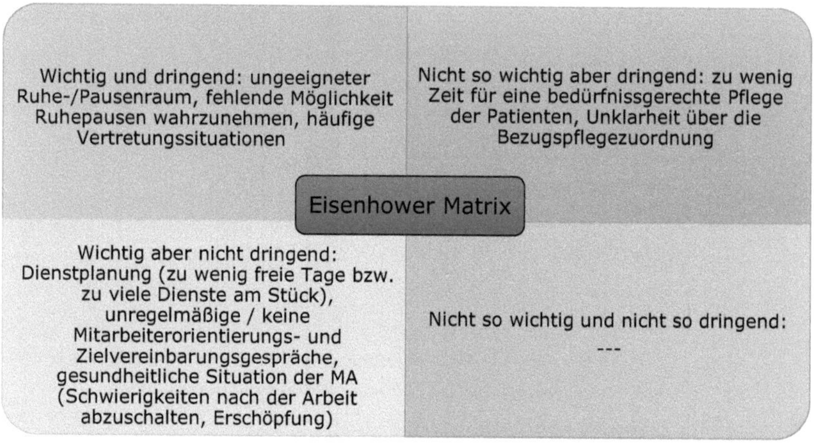

Abbildung 7.1 Eisenhower-Matrix zur Priorisierung der Handlungsbedarfe in Bezug auf die Konzepterstellung zur Mitarbeiterbindung (eigene Erstellung, 2017)

7.1.3 Betriebliche Struktur / Arbeitsort

Im Folgenden wird der Arbeitsort allgemein und speziell im Hinblick auf die zu behandelnden (wichtigen und dringenden) Handlungsbedarfe (s. Punkt 7.1.2) vorgestellt:

Die Pflegeengel gehören einem gemeinnützigen, kirchlichen und mildtätigen Verein an, der in Deutschland mit mehreren Landesverbänden vertreten ist. Diese Landesverbände unterteilen sich wiederum in mehrere Regionalverbände. Der betreffende Pflegedienst der Pflegeengel, der seit 2013 besteht, ist einer von vier Pflegediensten im Regionalverband Potsdam-Mittelmark-Fläming. Der Sitz befindet sich in einer Servicewohnanlage für Senioren, die 62 Wohnungen und vier Gästezimmer umfasst. Neben dem Pflegedienst sind auch eine Tagespflegeeinrichtung, ein Fahrdienst sowie ein Therapiezentrum im Haus ansässig. Vom aPD aus werden momentan ca. 120 Patienten sowohl im Haus als auch außerhalb von sechs Pflegefach- und sieben Pflegehilfskräften versorgt. Die Versorgung erfolgt an 7-Tagen die Woche im Früh- und Spätdienst. Die Funktion der direkten Vorgesetzten und Einrichtungsleitung für den aPD wird von der PDL übernommen. Diese wird durch eine FBL, die übergeordnet für alle vier Pflegedienste des Verbandes tätig ist, unterstützt. Außerdem sind im Pflegedienst zwei Hauswirtschaftskräfte sowie eine Verwaltungskraft beschäftigt.

- Ruhepausen:

Die PK erhalten für die Versorgung der Patienten sogenannte Tourenpläne, die von der PDL erstellt werden. In diesen sind die Einsatzzeiten (Uhrzeit und Dauer der jeweiligen Pflegeleistungen bzw. Hausbesuche), die geplanten Maßnahmen und die vorgesehenen Pausen festgelegt. Den Pflegeleistungen bzw. Fahrzeiten ist dabei jeweils ein fester Zeitwert zugeordnet. Dauert ein Hausbesuch bzw. die vorgesehene Pflegeleistung oder der Fahrweg länger als geplant, können sich Abweichungen oder Verzögerungen ergeben, so dass die PK ggf. nicht die Möglichkeit haben ihre Ruhepause wahrzunehmen.

- Pausenraum:

In räumlicher Hinsicht stehen dem aPD momentan zwei nebeneinanderliegende, identische Räume (jeweils ca. 20 m^2) zur Verfügung. Ein Raum stellt das Büro der PDL und der Verwaltungskraft dar. Der zweite Raum wird momentan als Aufenthalts-, Arbeits- und Übergaberaum für die PK genutzt, aber auch als Raum für Besprechungen mit Angehörigen und Patienten, da das Büro der PDL keine ausreichenden Platzkapazitäten für Gespräche mit mehreren Personen bietet. Im Raum der Pflegkräfte befinden sich die Patientenakten, Arbeitsmittel, ein Kopiergerät, eine kleine „Kaffeeküche" (Kaffeemaschine, Wasserkocher, kleiner Kühlschrank und Geschirr) sowie ein Tisch, an dem vier bis fünf Personen Platz finden. Die Möglichkeit ungestörte Ruhepausen wahrzunehmen bzw. im Team zusammenzukommen, ist durch die vielfältige Nutzung und den Platzmangel des Raums stark eingeschränkt. Besprechungen mit allen PK müssen deshalb nach Absprache in den Räumen der angrenzenden Tagespflege durchgeführt werden.

- Vertretungssituation:

Aktuell werden die MA häufig zur Vertretung herangezogen. Diese Situation resultiert hauptsächlich aufgrund von Krankheit oder Urlaub anderer MA, aber auch dadurch, dass die Nachbesetzung vakanter Stellen häufig nicht nahtlos zu gewährleisten ist. Für diese Vertretungssituationen gibt es bisher keine betrieblichen Regelungen. Meist werden die MA spontan angerufen oder persönlich gefragt und übernehmen dann „freiwillig" bzw. „aus gutem Willen" in einer „Notsituation" zusätzliche Dienste oder verkürzen ihren eigenen Urlaub.

7.1.4 Darstellung der bereits vorhandenen personalpolitischen Maßnahmen

Im Folgenden werden die bereits bestehenden monetären und nicht monetären personalpolitischen Maßnahmen bzw. Anreize kurz aufgeführt.

Monetäre Anreize:

- Tarifliche Bezahlung: Die Vergütung der PK kann im Vergleich zu vielen nicht tarifgebundenen Konkurrenten in räumlicher Nähe als überdurchschnittlich angesehen werden.
- Zuschläge: Kinderzuschlag, Pflegezuschlag (für Tätigkeiten in der Pflege in den Entgeltgruppen 1-3 z.B. Pflegehelfer), Sonn- und Feiertagszuschlag, Schichtzulagen.
- Sonstige monetäre Leistungen: Krankengeldzuschuss, Zuschüsse zur betrieblichen Altersversorgung ab einer Beschäftigungsdauer von mind. fünf Jahren.

Weitere personalpolitische Maßnahmen:

- Es ist vorgesehen, dass regelmäßige (jährliche) Mitarbeitergespräche mit Ziel- und

Entwicklungsvereinbarungen geführt werden.

- Im Unternehmensleitbild wird ein kooperativer Führungsstil sowie Achtung und Respekt im Umgang untereinander angeregt.
- Es werden regelmäßige pflegerelevante interne Fort- und Weiterbildungen im Rahmen der Arbeitszeit angeboten.
- Die Inanspruchnahme von externen Fort- und Weiterbildungen wird im Einzelfall geprüft und bei entsprechendem betrieblichen Bedarf ggf. auch gefördert (bisher wurden Weiterbildungen nur in geringfügigem Umfang in Anspruch genommen bzw. gefördert).

7.1.5 Zielsetzung

Unter Berücksichtigung der Ergebnisse der vorangegangenen Mitarbeiterbefragung bzw. der Priorisierung der Handlungsbedarfe durch die MA wurden folgende Ziele abgeleitet:

- Gewährleistung vorgesehene Ruhepausen wahrzunehmen
- Schaffung eines geeigneten Ruhe-/Pausenraums
- Regelung der Vertretungssituation

Um diese zu erreichen, sollen individuelle, passgenaue Maßnahmen zur Steigerung der Zufriedenheit der MA und damit zur Mitarbeiterbindung erarbeitet werden. Die Konkretisierung der genannten Ziele nach den Smart-Kriterien erfolgt im weiteren Verlauf unter „Strukturierung des Konzepts" (Punkt 7.4.1).

7.2 Informationsbeschaffung

Die Beschaffung von relevanten Informationen im Hinblick auf das Thema „Mitarbeiterbindung" erfolgte bereits im Zusammenhang mit der Erläuterung der fachlichen Hintergründe sowie der Darstellung des aktuellen Forschungsstands. Hier wurde eine systematische Literaturrecherche durchgeführt, um aktuelle Studien zum Thema „Mitarbeiterbindung" zu extrahieren und wichtige Einflussgrößen darzustellen. Des Weiteren wurde Fachliteratur herangezogen, um gängige Maßnahmen der Mitarbeiterbindung zu erläutern (s. Punkt 2.6), die als Orientierung bei der Entwicklung von individuellen Maßnahmen für den aPD Potsdam dienen sollen.

7.3 Ideen und Lösungen entwickeln

Wie bereits erwähnt, werden die weiteren Schritte der Konzepterstellung exemplarisch für einen der in der Zielsetzung (s. Punkt 7.1.5) genannten Punkte erläutert. Dabei fiel die Entscheidung auf den Punkt „Gewährleistung vorgesehene Ruhepausen wahrzunehmen". Dieser wurde ausgewählt, da dieses Thema für einen Großteil der MA von täglicher Relevanz ist. Zudem sind regelmäßige Ruhepausen für die Aufrechterhaltung der Arbeits- und Konzentrationsfähigkeit notwendig und ab einer täglichen Arbeitszeit von über sechs Stunden auch arbeitsrechtlich vorgeschrieben. Nur durch ausreichende Erholungszeiten ist dauerhaft ein sicheres und gesundes Arbeiten möglich

(Deutscher Berufsverband für Pflegeberufe, 2016). Für die Entwicklung von Ideen und Lösungsvorschlägen für die genannte Zielsetzung wurden die MA im Rahmen von regelmäßigen Teamsitzungen mit einbezogen. In der ersten Sitzung, im April 2017, wurden dazu mögliche Einflussfaktoren für die häufig fehlenden Möglichkeiten, die vorgesehenen Ruhepausen einzuhalten, analysiert. Als geeignete Methode wurde eine Ursachen-Wirkungs-Analyse ausgewählt und gemeinsam im Team durchgeführt. Dazu wurde das Problem auf einem Flipchart an der Spitze einer horizontalen Linie notiert. Anschließend wurden vorher festgelegte Kategorien angezeichnet, die als Pfeile auf die Problemstellung (horizontale Linie) zuliefen. Dann wurden im Rahmen eines Brainstormings gemeinsam Ursachen für die Problemstellung gesammelt und notiert, um diese dann den einzelnen Kategorien zuzuordnen. Das Ergebnis ist in Abbildung 7.2 dargestellt.

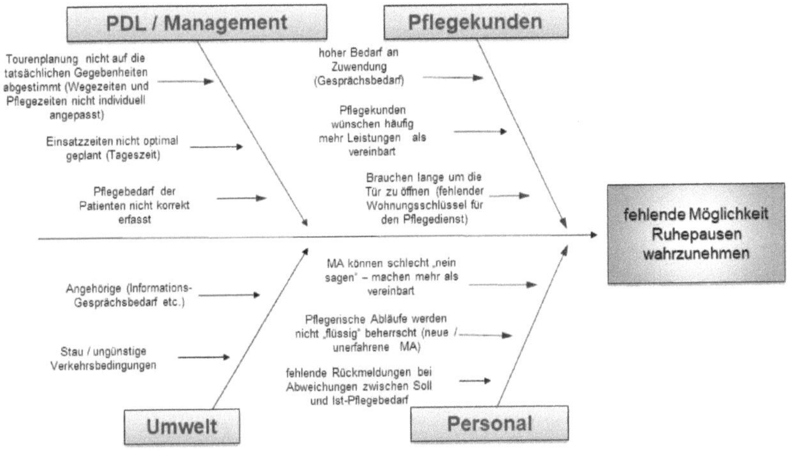

Abbildung 7.2 Ursachen-Wirkungs-Diagramm: Fehlende Möglichkeit Ruhepausen wahrzunehmen (eigene Erstellung, 2017)

Am Ende der Teamsitzung wurden die MA gebeten, bis zur kommenden Sitzung in der nächsten Woche, auf dem Flipchart die drei Faktoren mit Markern zu kennzeichnen, die ihrer Meinung nach den größten Einfluss auf die Problemstellung haben. Dabei wurden folgende Punkte am häufigsten genannt:

- Die Tourenplanung ist nicht auf die tatsächlichen Gegebenheiten abgestimmt bzw. nicht optimiert (Wegezeiten und Pflegezeiten sind nicht individuell angepasst).
- Der Pflegebedarf der Patienten ist nicht korrekt erfasst.
- Fehlende Rückmeldung der MA bei Abweichungen zwischen Soll-Ist-Situation.

Zu den einzelnen Punkten wurde in Form eines Brainstormings nach Ideen und Lösungsansätzen gesucht und diese anschließend bewertet und ausgewählt. Da die Ursachen und Zuständigkeiten schon geklärt waren, konnten hier relativ schnell folgende

Maßnahmen beschlossen werden:

- Rückmeldungen der MA über Abweichungen vom Soll– zum Ist-Einsatzplan.
- Die PDL und die FBL werten die Rückmeldungen der PK aus.
- Die Anpassung der Pflegeplanung bei Abweichungen von der Soll- zur Ist-Zeit.
- Die Wegezeiten werden angepasst bzw. optimiert.

7.4 Strukturierung des Konzepts

Im Folgenden wird für die im vorangegangenen Punkt empfohlenen Maßnahmen ein strukturierter Ablaufplan erstellt. Dafür ist zuerst das angestrebte (Teil)Ziel noch einmal konkret zu formulieren. Anschließend werden die geplanten Maßnahmen erläutert. Schließlich erfolgt die Zeitplanung, in die auch die Meilensteine und Zuständigkeiten aufgenommen werden. Auf eine Kosten-Nutzenbewertung wird verzichtet, da sich die ausgewählten Maßnahmen bereits auf möglichst ressourcenschonende Arbeitsgestaltungsmöglichkeiten beschränken und es sich bei dieser Arbeit zudem lediglich um einen unverbindlichen Vorschlag handelt.

7.4.1 Ziel

Durch die Umsetzung der in diesem Konzept beschriebenen Maßnahmen soll folgendes (Teil)Ziel erreicht werden: „Innerhalb von vier Monaten ab dem Projektstart soll gewährleistet werden, dass alle MA ihre gesetzlich vorgesehenen Ruhepausen im entsprechenden Umfang wahrnehmen können."

7.4.2 Empfohlene Maßnahmen

Nachfolgend werden die einzelnen Teilschritte bzw. Maßnahmen erläutert, die für die Erreichung des Konzeptziels notwendig sind.

- Rückmeldungen der MA über Abweichungen vom Soll– zum Ist-Einsatzplan:

Die Einsatzzeiten berechnen sich bisher aus den geplanten Pflegeleistungen, für die jeweils pauschale Zeiten kalkuliert sind. Um die Einsatzdauer oder die Pflegeleistungen individuell an den Bedarf der einzelnen Kunden anpassen zu können, wird die Rückmeldung der PK über Verzögerungen oder Mehrbedarf benötigt. Um dies zu gewährleisten wird vereinbart, dass die PK in einem Zeitraum von vier Wochen ab dem Projektstart entstehende Abweichungen genau (nach Dauer und Art / Grund) auf ihren Tourenplänen vermerken. Ebenso sind Differenzen hinsichtlich der Wegezeiten zu notieren. Dafür sind den PK in diesem Zeitraum jeweils 30 Minuten zusätzliche Dokumentationszeit pro Tag einzuräumen.

- Die PDL und die FBL werten die Rückmeldung der PK aus:

Die PDL und die FBL analysieren innerhalb von zwei Wochen nach der Rückmeldungsphase die Verzögerungen und vermerken, an welchen Stellen (Patienten) sich regelmäßig Abweichungen ergeben.

- Die Anpassung der Pflegeplanung bei Abweichungen von der Soll- zur Ist-Zeit:

Im Rahmen von Pflegevisiten besuchen die PDL bzw. die FBL in den folgenden vier Wochen die entsprechenden Patienten und überprüfen die Pflegeplanung, um ggf. die Pflegemaßnahmen anzupassen oder Probleme im Pflegeablauf aufzugreifen. Zudem sollen ergänzende Gespräche mit den MA dazu beitragen, den Pflegeprozess zu optimieren und die Zeiten und Maßnahmen entsprechend anzupassen.

- Die Wegezeiten werden angepasst bzw. optimiert:

Die PDL absolviert innerhalb von einer Woche nach Abschluss des vorhergehenden Schrittes eine Online-Schulung zum Thema „Verknüpfte Tourenplanung mit Google Maps" bei dem Anbieter des genutzten Anwenderprogramms. Dadurch werden die errechneten Fahrtzeiten direkt in die Planung übernommen. Zudem werden über die Anzeige der gesamten Tour auf der Karte „Ausreißer" erkannt und so die Touren hinsichtlich der Fahrzeiten optimiert. Innerhalb von zwei Wochen nach der Schulung soll so erreicht werden, dass die Touren effizient gestaltet werden und die Fahrzeiten den tatsächlichen Zeitbedarf wiederspiegeln.

7.4.3 Zeitplanung

In der Zeit vom 06.03. bis zum 19.03.2017 wurde damit begonnen, relevante Informationen zum Thema Mitarbeiterbindung zu sammeln. Für die eigentliche Entwicklung des (Teil)Konzepts wurde anschließend ein Zeitraum von fünf Wochen vom 20.03. bis zum 23.04.2017 angesetzt. Parallel und im anschließenden Bearbeitungszeitraum (bis zum 12.06.2017) wurden die weiteren Maßnahmen in Zusammenarbeit mit dem Team entwickelt und das Konzept strukturiert sowie geschrieben. Da der Umsetzung der jeweiligen Maßnahmen im Rahmen eines Projekts noch nicht zugestimmt wurde, kann hier nur ein fiktiver Zeitraum vom 03.07. bis 29.10.2017 zugrunde gelegt werden. Bei Erteilung des Projektauftrags wird vor dem Beginn der Durchführung die Bildung eines Projektteams, inklusive eines Projektverantwortlichen angeregt. Die einzelnen Schritte der Konzepterstellung und der vorgesehenen Umsetzung sowie die Zuständigkeiten und Meilensteine sind in Tabelle 7.1 übersichtlich dargestellt.

7.4.4 Meilensteine

Die Umsetzung des (Teil)Projekts ist in fünf Zwischenschritte (Meilensteine) unterteilt. Diese dienen dazu, das Projekt in überschaubare Etappen zu gliedern und regelmäßig eine Kontrolle der jeweiligen Ergebnisse zu gewährleisten. Dabei steht in diesem Fall der erste Meilenstein für die Erteilung des Projektauftrags zur Umsetzung des Konzepts und der letzte Meilenstein für die Erreichung des Gesamtziels. Die weiteren Meilensteine sind in der Tabelle 7.1 dargestellt.

erledigt		KW	Kalenderwoche
in Planung			
Meilensteine			
Zeitpuffer			

Aufgaben / Maßnahmen	Verantwortliche	12 KW	13 KW	14 KW	15 KW	16 KW	17 - 26 KW	27 KW	28 KW	29 KW	30 KW	31 KW	32 KW	33 KW	34 KW	35 KW	36 KW	37 KW	38 KW	39 KW	40 KW	41 KW	42 KW	43 KW
		bereits umgesetzt: 20.03.-23.04.2017					24.04.- 02.07.2017	möglicher Bearbeitungszeitraum (Planungszeitraum): 03.07. bis 29.10.2017																
Einholen des Einverständnisses zur Konzepterstellung	Autorin																							
Auswertung der vorangegangenen Befragung	Autorin																							
Informationsveranstaltung für die MA + Wahl von zwei Mediatoren	Autorin / MA																							
Priorisierung der Handlungsbedarfe	Autorin / MA / PDL																							
Ursachen- Wirkungs-Analyse	Autorin / MA / PDL																							
Bestimmung der (Haupt)Einflussfaktoren / Entwicklung von Maßnahmen	Autorin / MA / PDL																							
Antrag auf Genehmigung des Projekts	Autorin																							
Zustimmung für das Projekt wurde erteilt / Bildung eines Projektteams ist abgeschlossen	Autorin / Projekt-verantwortlicher																							
Erfassung und Rückmeldung über Abweichungen der Soll– und Ist-Tourenpläne	alle MA																							
Auswertung der Abweichungen (Soll-Ist-Tourenpläne)	PDL / FBL																							
Auswertung ist erfolgt und Protokolliert	Projekt-verantwortlicher																							
Durchführung von Pflegevisiten und Gesprächen mit den Pflegekräften / Anpassung der Pflegeplanung	PDL / FBL mit den MA																							
Pflegevisiten sind erfolgt / Pflegeplanung und Einsatzzeiten wurden angepasst	Projekt-verantwortlicher																							
Schulung der PDL zur Tourenplanung (Google Maps)	externe Schulung																							
Anpassung / Optimierung der Wegezeiten	PDL / FBL																							
PDL hat die Wegezeiten individuell angepasst und die Touren optimiert	Projekt-verantwortlicher																							
Zeitpuffer																								
Das angestrebte Ziel ist erreicht: die Ablaufplanung wurde optimiert / die MA können ihre vorgesehenen Ruhepausen einhalten																								

Tabelle 7.1 Zeitplanung Konzepterstellung, Projektumsetzung (eigene Erstellung, 2017)

7.5 Zusammenfassende Darstellung der weiteren Handlungsbedarfe

Im Folgenden erfolgt eine zusammenfassende Darstellung der Konzeptentwicklung für die weiteren, in der Zielsetzung (s. Punkt 7.1.5) genannten, Handlungsbedarfe.

7.5.1 Schaffung eines geeigneten Ruhe-/Pausenraums

Da für den aPD Potsdam bisher kein adäquater Pausenraum zur Verfügung stand, wurde hier, vor der Einbindung der MA in die Konzeptentwicklung, ein Gespräch mit dem Vorstand gesucht. Nachdem ihm die Wichtigkeit des Anliegens verdeutlicht wurde, sagte dieser seine Unterstützung bei der Bereitstellung und der Suche nach einem geeigneten Raum innerhalb der Seniorenwohnanlage zu. Dabei wurde auch die Hausleitung mit einbezogen. Zudem wurden dem aPD 500 Euro für die Ausstattung des zukünftigen Pausenraums zugesagt. Letztlich wurde folgende Lösung gefunden: Die Tagespflege gab einen ihrer Räume an den aPD ab, da dieser bisher überwiegend als Abstellraum genutzt wurde. Im Gegenzug erhielt die Tagespflege einen Abstellraum im Keller des Hauses. Nachdem die Handlungsgrundlage somit geschaffen war, wurde im Mai 2017 das Team mit einbezogen. Um ihre Wünsche und Vorstellungen mit einzubringen, durften alle MA im Rahmen von einer Woche schriftlich (auch stichpunktartig) oder in Form eines Bildes beschreiben, wie sie sich ihren zukünftigen Ruhe- bzw. Pausenraum vorstellen. Die Ergebnisse wurden dann auf einem Flipchart zusammengefasst. Dabei wurden die Vorschläge bestimmten Kategorien zugeordnet, die die Richtung der Ausgestaltung widerspiegelten (Lounge-, Snoezel-, Aktivraum, klassischer Pausenraum, Sonstiges). Diese Vorschläge wurden im Rahmen der nächsten Teamsitzung vorgestellt und besprochen. Anschließend erfolgte eine Abstimmung über die Richtung der Ausgestaltung. Die MA entschieden sich dabei mehrheitlich für einen Snoezelraum. Den unter Punkt 7.1.3 beschriebenen „Vielzweck"-Raum möchten die MA weiterhin nutzen, um dort ihre Mahlzeiten einzunehmen oder einen Kaffee zu trinken etc. Da das Budget begrenzt ist, haben sich einige der MA bereit erklärt, die Gestaltung des Raumes (farblich, dekorativ) in Eigenarbeit zu übernehmen. Dabei soll der Hausmeister unterstützend tätig werden. Die Umsetzung und weitere Planung der Maßnahmen soll ein Projektteam übernehmen. Für die Umsetzung ist ein Zeitraum von acht Wochen geplant. Dieser Zeitraum enthält folgende Etappen: Ideenfindung- und Auswahl geeigneter Vorschläge für die Raumgestaltung (Wandfarbe, Pflanzen, Duftvernebler, Möbel etc.), Durchführung der Umgestaltung mithilfe der MA und des Hausmeisters, Einweihung des neuen Snoezelraums.

7.5.2 Regelung der Vertretungssituation

Um Lösungen für die Problematik der häufigen Vertretungssituationen zu finden, wurde diese Situation in einer der regelmäßigen Teamsitzungen, im Mai 2017 thematisiert. Im Rahmen eines Brainstormings wurden dabei Lösungsvorschläge zusammengetragen und anschließend bewertet. Im Ergebnis sollten folgende Ansätze innerhalb der folgenden vier Wochen geprüft und ggf. weiterentwickelt werden:

- die Möglichkeit mehr Personal einzustellen bzw. Leiharbeiter einzubinden
- Anreize für freiwilliges Einspringen
- die Organisation von anfallenden Vertretungssituationen

Dabei wurde der erste Punkt von der PDL, der FBL und der Autorin bearbeitet. Für die Entwicklung von Anreizen für freiwilliges Einspringen und der Organisation von Vertretungssituationen wurde eine Arbeitsgruppe gebildet, die sich aus den zwei Vertretern der MA und der Autorin zusammensetzte. Hinsichtlich der Überprüfung auf die Möglichkeit mehr Personal einzustellen, wurde im ersten Schritt die Personalbemessung des aPD Potsdam in Augenschein genommen. Dabei wurde festgestellt, dass die Personalbedarfsplanung einen Reservebedarf von 4 % für die PFK und von 2 % für die PHK berücksichtigt, die Fehlzeitenquote (durch Krankheit und Weiterbildung) in den letzten drei Jahren allerdings durchschnittlich bei knapp 10 % (PFK) bzw. knapp 7 % (PHK) lag. Zudem waren vakante Stellen im Jahr 2016 insgesamt ca. 180 Tage unbesetzt, was den Personalengpass erheblich verstärkte. Aus diesen und weiteren Daten ergab sich ein zusätzlicher Personalbedarf von je gut einer halben Stelle für die PFK und PHK. Eine weitere Analyse ergab, dass sich die Situation in den anderen Pflegediensten des Regionalverbands ähnlich darstellte. Vor diesem Hintergrund wurde nach einigen Beratungen und der Durchführung einer Nutzwertanalyse die Entwicklung eines Vertretungspools favorisiert, der in erster Linie „offene Dienste" abdecken soll. Für diesen Vertretungspool sollen innerhalb von sechs Monaten ab der Genehmigung des Projekts für die vier Pflegedienste im Regionalverband Potsdam je zwei zusätzliche PFK und PHK eingestellt werden. Als Anreize für eine Tätigkeit im Pool sollen die MA bestimmte Vergünstigungen erhalten. So ist angedacht, dass die MA keine Spät- und Feiertagsdienste verrichten müssen, die Wochenenddienste im reduzierten Umfang geplant werden und die MA insgesamt mehr Einfluss auf die Planung ihrer Dienste erhalten sollen. Eine solche Stelle würde sich somit auch für alleinerziehende Elternteile eignen. Für die Pflegedienste würde der Vorteil darin bestehen, dass sie je nach Bedarf die MA im Stellenpool einplanen können und die Kosten und das Risiko der Einstellung und Einarbeitung von neuem Personal auf alle vier Pflegedienste verteilt wird. Für die Pflegedienste sollen zu Beginn des Projektes von allen vier PDL, der FBL und der Autorin verbindliche Regelungen hinsichtlich der Aufteilung bzw. des Einsatzes der MA des Pflegepools getroffen werden. Zur Inanspruchnahme von Leiharbeitern wurde beschlossen, dass sich der Pflegedienst künftig dazu verpflichtet, Leiharbeiter in Anspruch zu nehmen, wenn offene Dienste durch die anderen Maßnahmen nicht abgedeckt werden können. Um im gegebenen Fall kurzfristig reagieren zu können, sollen innerhalb der ersten drei Monate ab Projektstart Gespräche mit verschiedenen Anbietern geführt werden, um diese kennenzulernen und organisatorische Dinge abzuklären. Unterstützend empfiehlt es sich Probearbeitstermine zu vereinbaren. In Bezug auf die Entwicklung von Anreizen für freiwilliges Einspringen sind von der Arbeitsgruppe innerhalb von vier Wochen Maßnahmen zu entwickeln, die eine „Win-win-Situation", für den Pflegedienst und die MA erzeugen. So wird das Engagement der MA belohnt und der Pflegedienst profitiert von der gesicherten Vertretungssituation durch bekanntes Personal. In Bezug auf die Kosten ist darauf zu achten, dass die Aufwendungen für mögliche finanzielle Anreize unter den zusätzlichen Kosten für die Nutzung von Leasingkräften liegen. Um geeignete Maßnahmen zu generieren, wurden wiederum die MA eingebunden. Diese wurden gebeten, schriftliche Vorschläge einzureichen, welche Anreize sie zu einer zusätzlichen Übernahme von Diensten bewegen könnten. Aus den Ergebnissen wurden von der Arbeitsgruppe folgende Maßnahmen entwickelt und mit der Autorin und der PDL abgestimmt:

- Bonussystem: MA, die freiwillig Dienste übernehmen, sollen pro Dienst zukünftig Bonuspunkte sammeln. Dafür können sie aus vorher definierten Vergünstigungen, die für sie ansprechendsten auswählen. So können beispielsweise Wochenend-, Feiertags-, sowie Spätdienste reduziert werden oder zusätzliche „Wunschfrei-Tage" erworben werden.
- Finanzielle Anreize: Auf vielfachen Wunsch der MA sollen zusätzlich auch finanzielle Anreize angeregt werden. So soll in Zukunft für die kurzfristige Übernahme von Diensten (weniger als vier Tage vorher) ein Zuschlag von 30 Euro pro Dienst gezahlt werden.

Des Weiteren wurden Lösungen für die Organisation von anfallenden Vertretungssituationen gesucht. Die überwiegende Anzahl der MA bemängelte dabei in einer weiteren Teamsitzung, den derzeitigen Zustand. Aktuell werden Vertretungen häufig telefonisch organisiert und MA im „Frei" oder im Urlaub angerufen. Dies erzeuge ein Gefühl der ständigen Bereitschaft. Zudem gaben einige MA an, dass ein persönliches Gespräch für sie häufig einen moralischen Druck erzeuge und sie deshalb schlecht „nein" sagen könnten. Unter Berücksichtigung der genannten Einwände wurde von der Arbeitsgruppe in Abstimmung mit der PDL folgende Lösung gefunden: „Zukünftig sollen Vertretungssituationen in einer WhatsApp-Gruppe gemeldet und über einen verlinkten Online-Terminplaner ausgeschrieben werden. Die MA haben so die Möglichkeit, sich freiwillig und ohne Druck für die Übernahme offener Dienste zu melden. Gleichzeitig haben alle MA einen Überblick, ob noch offene Dienste bestehen oder diese bereits vergeben sind. Die PDL spart ebenfalls Zeit, für ggf. viele notwendige Telefonate.

8 Produkt / Standard als Antwort auf die Problemstellung

In dieser Arbeit wurde auf Grundlage der Ergebnisse einer vorangegangenen Befragung und unter kontinuierlicher Einbeziehung der MA ein Konzept zur Mitarbeiterbindung für den aPD Potsdam entwickelt. Dabei wurden individuelle, auf die identifizierten Handlungsbedarfe abgestimmte, Maßnahmen generiert und festgelegt sowie eine Zeitplanung inkl. definierter Meilensteine vorgegeben. Der Umsetzung dieses Konzepts wurde bisher teilweise vom Regionalvorstand und der MAV zugestimmt. So konnte bereits im Verlauf der Konzepterstellung ein geeigneter Ruhe-/Pausenraum und ein Startkapital für die geplante Gestaltung des Raumes bereitgestellt werden. Die entwickelten Maßnahmen zur Gewährleistung der Ruhepausen und dem Umgang mit Vertretungssituationen begrenzen sich auf die Gestaltung der Ablauf- und Arbeitsorganisation. Diese Maßnahmen können auch ohne weitere Bewilligung des Vorstandes bzw. der MAV von der PDL bzw. der FBL umgesetzt werden. Die Genehmigung des Vorstandes zur Einstellung von neuen MA, der Errichtung eines Vertretungspools sowie der Einführung von Anreizsystemen (Bonussystem, finanzielle Anreize) muss noch erteilt werden.

9 Diskussion

Mit dieser Arbeit wurde ein maßgeschneidertes Konzept zur Mitarbeiterbindung der PK des aPD Potsdam erstellt. Da die MA frühzeitig in den Prozess der Konzepterstellung einbezogen wurden und so die Möglichkeit hatten, bei der Entwicklung passgenauer Maßnahmen mitzuwirken, ist davon auszugehen, dass diese starke Beteiligung der MA und die Berücksichtigung ihrer individuellen Bedürfnisse die spätere Akzeptanz der umzusetzenden Maßnahmen erhöht. Dies begünstigt eine erfolgreiche Umsetzung des Konzepts. Im Falle, dass die gemeinsam entwickelten Maßnahmen nicht genehmigt oder aus anderen Gründen nicht umgesetzt werden, kann sich diese frühzeitige Beteiligung aber auch negativ auswirken. Dadurch könnte bei den MA ein Gefühl der mangelnden Wertschätzung entstehen, welches wiederum zur Demotivation führen oder sich im schlimmsten Falle sogar negativ auf die Bindung der MA an das Unternehmen auswirken kann (Loffing & Loffing, 2010). Diesem Problem konnte in Bezug auf die Bereitstellung eines Pausenraums vorgebeugt werden, indem hier vorab die Zustimmung und Unterstützung durch den Vorstand eingeholt werden konnte. Für andere Punkte war dies leider noch nicht möglich. Hier wäre es wünschenswert gewesen, wenn der Vorstand auf Anfrage der Autorin hin eine Stellungnahme zur Handlungsbereitschaft sowie einem möglichen finanziellen Rahmen vor der Einbindung der MA abgegeben hätte. Des Weiteren ist anzumerken, dass bestimmte Maßnahmen (z.B. finanzielle Anreizsysteme) in die Arbeitsvertragsrichtlinien integriert und für alle Einrichtungen der Pflegeengel eingeführt werden müssten. Hierfür und für die weitere Umsetzung ist die Zustimmung der arbeitsrechtlichen Kommission unabdingbar. Dies erfordert einen gewissen Aufwand und einen größeren zeitlichen Rahmen. Die finanziellen Anreize sollten zudem nur als ergänzende Maßnahmen angesehen werden, da deren alleinige Wirkung auf eine langfristige Steigerung der Zufriedenheit umstritten ist (Loffing & Loffing, 2010). Auch ist in Bezug auf die vorangegangene Befragung kritisch anzumerken, dass durch den Einsatz einer modifizierten Variante des validierten Picker-Mitarbeiterfragebogens die Testgüte nicht mehr garantiert werden kann, was die Aussagekraft der Befragungsergebnisse einschränken könnte. Zudem kann nicht ausgeschlossen werden, dass die MA im Rahmen der Befragung oder im Verlauf der Auswertung zu sozial erwünschten Antworten tendierten. Des Weiteren ist es möglich, dass durch die unterschiedliche Intensität der Beteiligung an der Entwicklung von Maßnahmen nicht alle individuellen Bedürfnisse der MA gleichermaßen berücksichtigt wurden.

10 Fazit und Ausblick

Vor dem Hintergrund der zunehmenden Schwierigkeiten des aPD Potsdam vakante Stellen im pflegerischen Bereich zu besetzen, nimmt für diesen auch der Stellenwert der Bindung bestehender MA an Bedeutung zu. Hinsichtlich dieser Problemstellung ergaben sich für den aPD die Fragen, welche Maßnahmen zum Zweck der Mitarbeiterbindung zur Verfügung stehen und wie ein individuelles Konzept zur Mitarbeiterbindung aussehen könnte. Zur Beantwortung dieser Fragen wurden zuerst die fachlichen Hintergründe zum Thema erläutert sowie gängige Maßnahmen der Mitarbeiterbindung dargestellt. Zudem wurde das Berufsfeld der Altenpflege mit seinen besonderen Anforderungen aber auch den vorhandenen Ressourcen betrachtet. Dabei wurden u.a. die Zusammenhänge der emotionalen Bindung der MA (Commitment) mit den Konstrukten „Zufriedenheit" und „Motivation" dargestellt. In diesem Kontext kann hier besonders die Befriedigung der individuellen Bedürfnisse der MA einen wichtigen Beitrag zu deren Bindung an das Unternehmen leisten. Aus diesem Grund ist es wichtig, aus der Vielzahl der zur Verfügung stehenden Instrumente zur Mitarbeiterbindung, passgenaue, den Bedürfnissen der MA entsprechende auszuwählen. In Bezug auf die Arbeit im Bereich der Altenpflege wurde deutlich, dass diese mit einer Vielzahl an Belastungen verbunden ist. Durch die, in hohem Maße als sinnstiftend empfundene Arbeit und weiterer sozialer Komponenten stehen hier aber auch Ressourcen zur Verfügung. Eine entsprechende Ausgestaltung der Arbeitsbedingungen könnte diese positiven Aspekte noch mehr in den Vordergrund rücken. Diese Erkenntnisse wurden im Rahmen einer vorab durchgeführten Befragung der MA zu deren Zufriedenheit gewonnen und sind bei der Konzepterstellung eingeflossen. Die erzielten Ergebnisse lieferten dabei wertvolle Hinweise auf Schwachstellen bzw. Handlungsbedarfe in Bezug auf die Mitarbeiterorientierung. So konnte unter weiterer Einbindung der PK ein Konzept zur Mitarbeiterbindung mit passgenauen Maßnahmen entwickelt werden, welches vorerst die für die MA besonders wichtigen und dringenden Handlungsbedarfe aufgreift und zudem die betrieblichen Besonderheiten des aPD Potsdam berücksichtigt. Thematisiert wurden hierbei die Problematiken eines fehlenden Ruhe-/Pausenraums, die fehlenden Möglichkeiten der MA vorgesehene Ruhepausen wahrzunehmen sowie häufige Vertretungssituationen. Weiterer Handlungsbedarf besteht in Bezug auf die unregelmäßig geführten Mitarbeiterorientierungs-/ Zielvereinbarungsgespräche, der ungenügenden Zuordnung der Bezugspflege, dem von den MA empfundenen Zeitmangel in Bezug auf eine bedarfsgerechte Pflege der Patienten sowie der gesundheitlichen Situation der MA in Bezug auf die Schwierigkeiten nach der Arbeit abschalten zu können und dem Gefühl der Erschöpfung. Hinsichtlich der im Rahmen des Konzepts behandelten Themenfelder ist festzustellen, dass diese vor allem im Bereich der grundlegenden Arbeitsbedingungen anzusiedeln sind. Diese gehören nach Maslow den physiologischen Grundbedürfnissen bzw. nach Herzberg den Hygienefaktoren an, was bedeutet, dass die entwickelten Maßnahmen nach diesen Theorien vor allem dazu dienen, Unzufriedenheit vorzubeugen. Im Hinblick auf eine langfristige Bindung sowie der Steigerung der Zufriedenheit der MA, ist dieses Konzept somit als Basis für weitere Maßnahmen zu betrachten. Grundsätzlich sollte Retentionsmanagement als sorgsam geplanter und fortlaufender Prozess verstanden werden, der immer wieder an die sich verändernden Bedürfnisse der MA sowie die Bedingungen des Unternehmens angepasst werden muss. Zudem sollten die eingesetzten Maßnahmen regelmäßig auf ihre Wirkung hin überprüft und ggf. erneuert werden. Führungskräfte nehmen dabei eine Schlüsselrolle hinsichtlich der erfolgreichen Umsetzung eines Retentionsmanagements ein, denn diese müssen die entsprechenden Maßnahmen umsetzen und den Prozess an der Schnittstelle zu den MA leben. Häufig sind sich diese jedoch ihrer Verantwortung zu wenig bewusst. Aus diesem Grund sollten Unternehmen zukünftig ihre Führungskräfte verstärkt in Bezug auf die Wichtigkeit dieses Themas sensibilisieren und in der Handhabung bindungsförderlicher Führungsmethoden schulen. In Bezug auf das erstellte Konzept, ist nachfolgend die Umsetzung in Form eines Projekts anzuregen. Darauf aufbauend, sollten auch die weiteren, sich aus der Befragung ergebenden Handlungsbedarfe aufgegriffen, entsprechende Maßnahmen entwickelt und diese anschließend umgesetzt werden. Zudem bietet es sich an, regelmäßige Befragungen der MA zu deren Zufriedenheit durchzuführen, um die Wirksamkeit der umgesetzten Maßnahmen zu kontrollieren sowie ggf. weitere Handlungsbedarfe festzumachen. Des Weiteren ist die Einführung eines betrieblichen Vorschlagswesens anzuregen, um die Wünsche und Anregungen der MA zu erfassen. In diesem gesamten Prozess ist die Kommunikation mit den MA über das, was erreicht oder auch nicht erreicht bzw. umgesetzt werden konnte, von besonderer Bedeutung.

Literaturverzeichnis

Beckmann, O., Meschede, M. & Zok, K. (2016). Unternehmenskultur und Gesundheit: Ergebnisse einer repräsentativen Umfrage unter Erwerbstätigen. In B. Badura, A. Ducki, H. Schröder, J. Klose & M. Meyer. *Fehlzeiten-Report 2016 Unternehmenskultur und Gesundheit - Herausforderungen und Chancen.* Berlin Heidelberg: Springer Verlag.

Bundesagentur für Arbeit Statistik/Arbeitsmarktberichterstattung (Hrsg.). (2016). *Blickpunkt Arbeitsmarkt - Fachkräfteengpassanalyse.* Abgerufen am 05. Juni 2017 von https://statistik.arbeitsagentur.de/Statischer-Content/Arbeitsmarktberichte/Fachkraeftebedarf-Stellen/Fachkraefte/BA-FK-Engpassanalyse-2016-06.pdf

Bundesanstalt für Arbeitsschutz und Arbeitsmedizin (Hrsg.). (2014). *Arbeit in der Pflege - Arbeit am Limit? Arbeitsbedingungen in der Pflegebranche. BIBB/BAuA-Faktenblatt 10.* Abgerufen am 02. Mai 2017 von www.baua.de/dok/6505548

Bundesgesundheitsministerium (Hrsg.). (2016). *Pflegefachkräftemangel.* Abgerufen am 28. Oktober 2016 von http://www.bundesgesundheitsministerium.de/themen/pflege/pflegekraefte/pflegefachkraeftemangel.html

Deutscher Berufsverband für Pflegeberufe (Hrsg.). (2016). *Mein Recht auf Frei.* Abgerufen am 27. April 2017 von https://www.dbfk.de/media/docs/download/Allgemein/Mein-Recht-auf-Frei_Sammelband-2016.pdf

DGFP (Hrsg.). (2012). *DGFP-PRAXISPAPIERE DGFP-LANGZEITSTUDIE PROFESSIONELLES PERSONALMANAGEMENT: ERGEBNISSE DER PIX-BEFRAGUNG 2012 PRAXISPAPIER 4/2012.* Abgerufen am 10. November 2016 von https://static.dgfp.de/assets/empirischestudien/2011/DGFP-Langzeitstudie-Professionelles-Personalmanagement-2012-pix.pdf

DGFP (Hrsg.). (2014). *Retentionsmanagement für die Praxis - Erfolgsentscheidende Mitarbeiter finden und binden.* Bielefeld: Bertelsmann Verlag.

Dichter, M., Borchart, D., Iskenius, M., Schmidt, S. G. & Hasselhorn, H.-M. (2010). *Wie spontan verlassen Pflegende ihre Einrichtung? Ergebnisse der europäischen Next-Studie.* Abgerufen am 05. November 2016 von http://www.next.uni-wuppertal.de/index.php?artikel-und-berichte-1

Felfe, J. (2008). *Mitarbeiterbindung.* Göttingen: Hogrefe Verlag.

Gallup Inc. (Hrsg.). (2016). *Präsentation zum Engagement Index 2015.* Abgerufen am 10. Oktober 2016 von http://www.gallup.de/183104/engagement-index-deutschland.aspx

Hungenberg, H. & Wulf, T. (2015). *Grundlagen der Unternehmensführung - Einführung für Bachelorstudierende (5. Auflage).* Berlin Heidelberg: Springer Verlag.

Ischebeck, K. (2013). *Erfolgreiche Konzepte - Eine Praxisanleitung in 6 Schritten.* Offenbach: GABAL Verlag.

Kals, E. & Gallenmüller-Roschmann, J. (2011). *Arbeits- und Organisationspsychologie Kompakt (2., überarbeitete Auflage).* Weinheim: Beltz Verlag.

Kampkötter, P., Laske, K., Müller , D., Petters , L. & Sliwka , D. (2015). *Forschungsbericht 459 Fachkräftesicherung und -bindung.* Abgerufen am 02. Oktober 2016 von http://www.bmas.de/DE/Service/Medien/Publikationen/Forschungsberichte/Forschungsberichte-Arbeitsmarkt/fb-459-fachkraeftesicherung-und-bindung.html

Knoblauch, R. (2004). *Instrumente des Personalbindungsmanagements.* Berlin: Erich Schmidt Verlag.

Kowalzik, U. (2005). *Erfolgreiche Personalentwicklung - Was Pflegeeinrichtungen und -dienste dafür tun können.* Hannover: Schlütersche Verlagsgesellschaft.

Leuphana Universität Lüneburg; Institut für Performance Management (Hrsg.). (2012). *Retentionsmanagement im Mittelstand - Weiterbildung als Instrument für die Mitarbeiterbindung.* Abgerufen am 27. März 2017 von http://www.leuphana.de/fileadmin/user_upload/Forschungseinrichtungen/ipm/files/retention_management.pdf

Loffing, D. & Loffing, C. (2010). *Mitarbeiterbindung ist lernbar - Praxiswissen für Führungskräfte im Gesundheitswesen.* Berlin Heidelberg: Springer Verlag.

Ministerium für Soziales, Arbeit, Gesundheit und Demografie des Landes Rheinland-Pfalz (Hrsg.). (2017). *Berufsfelder in der Pflege / Pflegeausbildung.* Abgerufen am 29. April 2017 von https://msagd.rlp.de/ar/unsere-themen/arbeit/berufe-des-gesundheitswesens/berufsbilder-in-der-pflege-und-pflegeausbildung/

Rosenstiel, L. (2007). *Grundlagen der Organisationspsychologie: Basiswissen und Anwendungshinweise (6., überarbeitete Auflage).* Stuttgart: Schäffer-Poeschel Verlag.

Rump, J., Eilers, S., Schabel, F. & Möckel, K. (2012). *HR-Report 2012/2013 Schwerpunkt Mitarbeiterbindung - Eine empirische Studie des Instituts für Beschäftigung und Employability IBE im Auftrag der Hays AG.* Abgerufen am 31. Oktober 2016 von https://www.hays.de/personaldienstleistung-aktuell/studie/hr-report-2012-2013-schwerpunkt-mitarbeiterbindung

Schulze, K. (2017). *Mitarbeiterbefragung als Instrument der Mitarbeiterbindung in ambulanten Pflegediensten.* Unveröffentlichte wissenschaftliche Projektarbeit.

Simon, M., Tackenberg, P., Hasselhorn, H.-M., Kümmerling, A., Büscher, A. & Müller, B.

H. (2005). *Auswertung der ersten Befragung der Next-Studie in Deutschland.* Abgerufen am 05. November 2016 von http://www.next.uni-wuppertal.de/index.php?artikel-und-berichte-1

Statistisches Bundesamt (Hrsg.). (2015). *Bevölkerung Deutschlands bis 2060 - 13. koordinierte Bevölkerungsvorausberechnung.* Abgerufen am 12. März 2017 von https://www.destatis.de/DE/Publikationen/Thematisch/Bevoelkerung/VorausberechnungBevoelkerung/BevoelkerungDeutschland2060Presse5124204159004.pdf?__blob=publicationFile

Statistisches Bundesamt (Hrsg.). (2017a). *2015: Beschäftigungszuwachs in medizinischen Gesundheitsberufen verlangsamt sich - Pressemitteilung vom 25. Januar 2017 - 30/17.* Abgerufen am 27. April 2017 von https://www.destatis.de/DE/PresseService/Presse/Pressemitteilungen/2017/01/PD17_030_23621.html

Statistisches Bundesamt (Hrsg.). (2017b). *Gesundheit - Personal - Fachserie 12 Reihe 7.3.1.* Abgerufen am 27. April 2017 von https://www.destatis.de/DE/Publikationen/Thematisch/Gesundheit/Gesundheitspersonal/PersonalPDF_2120731.pdf?__blob=publicationFile

Szebel-Habig, A. (2004). *Mitarbeiterbindung: Auslaufmodell Loyalität? - Mitarbeiter als strategischer Erfolgsfaktor.* Weinheim und Basel: Beltz Verlag.

Wagner, D. (2015). *Praxishandbuch Personalmanagement.* Freiburg: Haufe Verlag.

Wolf, G. (2016). *Mitarbeiterbindung - Strategie und Umsetzung im Unternehmen (2. Auflage).* Freiburg: Haufe Verlag.